Georg Meinecke · Gesund für Immer

Die revolutionäre Schrift Georg Meineckes, die auf der elementaren Überzeugung basiert, daß die Schöpfung Gottes in allen ihren Ausformungen vollkommen und gültig ist und keiner menschlichen Reparatur bedarf, bietet dem Heilung Suchenden die Orientierung, die ihm angesichts der nunmehr über 150jährigen Prägung der Medizin durch Materialismus und Positivismus verloren gegangen ist.

Sie bringt in allgemeinverständlicher Sprache die Dinge auf den Punkt, die uns alle zutiefst existentiell betreffen, indem sie sich nicht scheut, auch unbequeme Wahrheiten beim Namen zu nennen, wobei sie gleichzeitig Auswege aus dem scheinbar ausweglos gewordenen Dilemma der Schulmedizin aufzeigt, die sowohl notwendig als auch tatsächlich begehbar sind.

Man kann nicht umhin, hier jeden einzelnen Satz voll inhaltlich zu unterschreiben und nur wünschen, daß dieses wertvolle Buch zahlreiche Leser findet, die bereit sind, die vielfältigen Anregungen des Autors aufzunehmen und umzusetzen. Die Zeit dazu ist überreif!

Prof. Dr. Richard Müller-Dombois,
32756 Detmold, den 2. Jan. 2009

Georg Meinecke

Gesund für immer

Die Revolution
im Gesundheitswesen

Bibliografische Information der Deutschen Nationalbibliothek:
Die Deutsche Nationalbibliothek verzeichnet diese Publikation
in der Deutschen Nationalbibliografie; detaillierte bibliografische
Daten sind im Internet über < http://dnb.d-nb.de > abrufbar.

Satz und Layout: Buch&media GmbH, München
Umschlaggestaltung: Kay Fretwurst, Spreeau
Herstellung und Verlag: Books on Demand GmbH, Norderstedt
Printed in Germany
ISBN 978-3-8334-7263-3

Hinweis:

Der Inhalt der Schrift folgt der Inspiration und Intuition des Autors. Er hat sie nach bestem Wissen und Gewissen verfaßt, ausgewählt und wiedergegeben. Er soll die Leserinnen und Leser die Wahrheit erkennen lassen, ihnen bei Befolgung der Wahrheit großen gesundheitlichen Nutzen bringen und ihnen behilflich sein, sich für die notwendige Revolution im Gesundheitswesen einzusetzen. Indessen übernimmt der Autor keinerlei Haftung für Schäden irgendwelcher Art, die sich direkt oder indirekt bei der Nahrungsumstellung oder Anwendung ergeben, da er weder Arzt noch Ernährungsberater ist, das Ausmaß und die Folgen stattgefundener physischer wie psychischer Ernährungsentartung im Einzelfall nicht kennt und verantwortet.

Gewidmet all denen,
die gesund bleiben oder wieder werden und ohne Krankheiten bei strahlender Gesundheit alt werden wollen.

Aber auch denjenigen, die kompromißlos die Wahrheit lieben, respektieren und bereit sind, stets alles daran zu setzen, ihr durch das eigene Verhalten Rechnung zu tragen.

Ans Herz gelegt,
denjenigen Ärzten von morgen und übermorgen, die ihre Mitmenschen in erster Linie gesund erhalten und als Patienten heilen und sie nicht nur kostenträchtig und nebenwirkungsreich zum eigenen finanziellen Vorteil behandeln wollen.

Unterbreitet all denen,
die in Staat und Gesellschaft Verantwortung tragen und in Ansehung dieser ihrer Verantwortung vor Gott und den Menschen bereit sind, an der notwendigen Revolution im Gesundheitswesen mitzuwirken.

Inhalt

I

Anlaß und Gründe für eine Revolution im Gesundheitswesen 9

II

Gesund leben und auf Lebenszeit krankheitsfrei bleiben 20

III

Heilung aller Krankheiten auf natürliche Weise durch die Therapia maxima 38

IV

Erfüllen die medizinischen Fakultäten der Universitäten ihre Aufgabe, Mittel und Wege zu finden und zu lehren, wie Krankheiten geheilt, anstatt nur behandelt werden? 56

V

Die Revolution im Gesundheitswesen bietet Heil- bzw. Kurbädern ungeahnte Entwicklungsmöglichkeiten 87

VI

Gesund leben und auf Lebenszeit krankheitsfrei bleiben durch die richtige Ernährung von Geist und Seele 98

VII

Geistige Heilung aller Krankheiten durch die Kraft des Glaubens 113

VIII

Geistheiler 132

IX

Resümee und Aussichten 146

X

Zur Person des Autors 153

Quellen 157

I

Anlaß und Gründe für eine Revolution im Gesundheitswesen

Dort, wo in einem System sinnvolle Reformen jeweils zur rechten Zeit versäumt wurden, ergibt sich eines Tages die zwingende Notwendigkeit zu einer tiefgreifenden Revolution! Mit einer passablen Umgestaltung hier und einer moderaten Neuordnung dort, ist es dann nicht mehr im Entferntesten getan. Für eine Revolution – eine grundlegende Umgestaltung – im Gesundheitswesen ist die Zeit nicht nur gekommen, sie ist überreif! Sie muß und wird sich – von Vernunft getragen – unabweislich ihre Bahn mit friedlichen Mitteln brechen, soll das System nicht vollends an sich selbst zugrunde gehen, nachdem es bereits längst an den Rand des Scheiterns gelangt ist.

Betrachten wir kritisch unser derzeitiges vollständig in die Irre gegangenes und aus den Fugen geratenes Gesundheitssystem, so fallen uns u. a. folgende Fakten auf:

Die Kosten in unserem Gesundheitssystem steigen von Jahr zu Jahr ins nahezu Unermeßliche, ins Unerträgliche! Allein für die Behandlung von Krankheiten werden jährlich schon mehr als 280 Milliarden (!) Euro – z. Zt. mindestens 260 Milliarden Euro – ausgegeben, weit mehr als der gesamte jährliche Bundeshaushalt beträgt. 1950 waren dafür jährlich etwas mehr als 2 Milliarden DM aufzubringen, 1975 lag die Summe dieser Ausgaben bereits über 60 Milliarden DM. Die Kosten explodierten also innerhalb von nur 50 Jahren um das Zweihundertfünfzigfache! Damit, wie diese ständig wachsenden Kosten aufzubringen und zu verteilen sind, beschäftigt und quält sich unsere Politik im Rahmen ihrer Reform des Gesundheitswesens und beschränkt sich im wesentlichen darauf.

Auch die Zahl der zugelassenen Ärzte und im Gesundheitswesen insgesamt Tätigen ist in Deutschland explodiert. Gab es z.B. um die Jahrtausendwende vom 19. zum 20. Jahrhundert bei einer Bevölkerungszahl von ca. 60 Millionen Menschen in Deutschland ca. 1.000 zugelassene Ärzte, beträgt ihre Zahl heute bei einer Bevölkerung von ca. 80 Millionen Menschen bereits über 300.000. Die Zahl der Ärzte hat sich in nur einem Jahrhundert verdreihundertfacht! Die Gesamtsumme der Beschäftigten im Gesundheitswesen einschließlich der Ärzte übersteigt bereits 4,2 Millionen Menschen! Umgerechnet bedeutet das: Jeder 20. Einwohner oder jeder 10. Erwerbstätige (!) verdient sein Geld in unserem Gesundheitswesen. Die Zahl der Klinkbetten liegt 50 % über dem Durchschnitt der EU-Länder.

Der ständigen Explosion an Kosten und der Zahl der im Gesundheitswesen insgesamt tätigen Menschen steht jedoch keinerlei Nutzenexplosion gegenüber. Das schlichte Gegenteil ist der Fall! Unsere Gesellschaft ist von Krankheiten und Kranken geradezu und weitgehend durchseucht – mit ständig steigender Tendenz.

Während die Patienten, die Medien und die Politik in dem Wahn befangen sind, Ärzte, die »Halbgötter« in Weiß, dienten der Gesundheit der Bevölkerung, der Behandlung bzw. Heilung von Krankheiten und damit auch der menschenwürdigen Verlängerung des irdischen Lebens, **ist der deutsche Medizinbetrieb** – folgt man dem herausragenden Medizinkritiker Kurt G. Blüchel (u.a. Autor des im Bertelsmann erschienenen Buches »Heilen verboten – töten erlaubt«) **längst zur Todesursache Nr. eins geworden!** Da kann es nicht trösten, daß in den USA die Verhältnisse entsprechend liegen, die jährliche Summe der Todesopfer des Medizinbetriebes dort ca. 800.000 beträgt. Das sind auf 10 Jahre hochgerechnet mehr Tote als gefallene Soldaten in allen Kriegen, in welche die USA je verwickelt war oder die sie geführt hat. **Weder die jährliche Summe der einerseits an Herz- und Stoffwechselkrankheiten (Krankheitstodesursache Nr. 1) verstorbenen Patienten oder die derjenigen, die der Krebserkrankung (Krankheitstodesursache Nr. 2) zum Opfer fielen, erreicht die Summe der durch die Todesursache Nr. 1 – der durch den Medizinbetrieb – verursachten Toten!**

Erfahren und registriert wurde schon in den siebziger Jahren des vergangenen Jahrhunderts in verschiedenen Ländern der Erde (z.B. in Israel, Kolumbien, Kalifornien und England), daß in Regionen, in denen Ärzte streikten, die Sterberate signifikant sank, z.B. um 50 oder 35 %, also während und als Folge des Stillstandes, der Untätigkeit – der im Zentrum der Todesursache Nr. eins – der im Medizinbetrieb tätigen Ärzte (Georg Meinecke »Der Königsweg zu Gesundheit und hohem Alter«, S. 305/306).

Bereits 1979 war Prof. Schäfer anläßlich einer Umfrage des »Wissenschaftlichen Institutes der Ortskrankenkassen« zu dem Ergebnis gekommen, daß mit zunehmender Arztdichte ziemlich proportional die Lebenserwartung der Bevölkerung sinke! (Hans Halter, »Vorsicht Arzt!«, S. 26). **So ist es auch**

kein Wunder, daß Mitmenschen, die in einem Gebiet mit vielen Ärzten und Krankenhäusern wohnen, sich rascher in Patienten verwandeln, mehr nebenwirkungsreiche Medikamente schlucken, öfter operiert werden und im statistischen Durchschnitt früher sterben als Folge der Todesursache Nr. eins.

Der Medizinbetrieb ist jedoch nicht nur die Todesursache Nr. eins. Schon vor Jahren wies der Frankfurter Ordinarius Professor Dr. med. Ferdinand Hoff angesichts der alarmierenden Tatsachen darauf hin, daß »**Therapieschäden** – also Schädigungen der Gesundheit der Patienten durch ärztliches Handeln – **heute die häufigste Krankheitsursache**« seien (Blüchel, a.a.O., S. 183). **Ist es vertretbar, ein unter dem Tarnnamen »Gesundheitswesen« existierendes System zu erhalten und über ständig wachsende, gewaltige finanzielle Mittel der Bürger unseres Staates am Leben zu erhalten, das Todes- und Krankheitsursache Nr. eins geworden ist?** Diese Frage stellt sich. Ausweichen kann man ihr nicht. Sie kann in diesem Bereich, wo es um Tod und Leben, um Gesundheit und Krankheit von Patienten geht, nur mit allem gebotenen Nachdruck entschieden verneint werden. Erkannt werden muß: Der Begriff »**Gesundheitswesen**« stellt in weiten Teilbereichen einen groben Etikettenschwindel dar, abgestellt darauf, daß fast allen Menschen die Gesundheit als das höchste Gut erscheint. **In Wahrheit ist es** nicht nur ein »Krankheitsunwesen«, wie Kritiker oft meinen, sondern als Todesursache Nr. eins **ein »Todesunwesen«. Hält der Staat es richtigerweise für geboten, vor den Gesundheitsschäden durch den Tabakkonsum zu warnen, um wieviel mehr wäre er verpflichtet, vor den ganz evidenten Gefahren für Leib und Leben diejenigen zu warnen, welche die Dienste dieses staatlich geförder-**

ten »Gesundheitswesens« – der Todes- und Krankheitsursache Nr. eins – in Anspruch nehmen?

Leben Patienten heute noch immer in dem lebensgefährlichen, wenn nicht gar tödlichen Wahn, ärztliche Tätigkeit diene dem Ziel, sie von ihrer Krankheit zu heilen, sie gesund zu machen, so offenbarte ein wegweisender Artikel eines Professor D. **in dem hochoffiziellen Standesorgan, der Fachzeitschrift »Deutsches Ärzteblatt«** vom 20. September 2002, S. 2464, herausgegeben vom »Deutschen Ärzteverlag« in Köln (Köln war auch Sitz der Bundesärztekammer) etwas ganz anderes. **Dort wurde den Ärzten in Deutschland u. a. mitgeteilt:**

»Der Wettbewerb zwingt zur Erschließung neuer Märkte. Das Ziel muß die Umwandlung aller Gesunden in Kranke sein, also in Menschen, die sich möglichst lebenslang sowohl chemisch-physikalisch als auch psychisch für von Experten therapeutisch, rehabilitativ und präventiv manipulierungsbedürftig halten, um ›gesund leben‹ zu können.«

Kann man sich eine Äußerung in diesem Bereich vorstellen, die enthüllender und schamloser ist als diese? Wie läßt sich das mit dem hippokratischen Eid der Ärzte vereinbaren, ihre Patienten zumindest vor Schaden zu bewahren? **Verdient ein derartiges, in sein krasses Gegenteil pervertiertes »Gesundheitssystem« noch das Vertrauen der Bevölkerung, der Medien und der Politik?** Nicht von ungefähr erwähnte Prof. Dr. med. Alexander Mitscherlich bereits vor Jahren anläßlich der Verleihung des Friedenspreises des Deutschen Buchhandels an ihn in der Frankfurter Paulskirche, »daß »hergestellte Dummheit« in der sog. Gesundheitspolitik verschleiern solle, daß diese Politik praktisch auf die Zunahme, zumindest auf die Erhaltung, des heutigen Umfanges von Krankheiten und Leiden hinauslaufe. Anders lasse sich der Anspruch des »Gesundheitssystems« auf einen immer größeren Anteil am Sozialprodukt nicht rechtfertigen und durchsetzen« (Blüchel a.a.O., S. 184/185). Aber auch Professor Dr. med. Victor von Weizsäcker hatte sich bereits in früheren Zeiten über dieses gemeinsame Interesse – eines der bestgehüteten Tabus in der Bundesrepublik – ausgelassen: »Es ist unvermeidlich, hier daran zu erinnern, wie äußerst mächtig im Arzt, in der Berufsgruppe der Ärzte, die Tendenz ist, daß wenigstens so viele andere krank werden, daß den Ärzten die materiellen Grundlagen ihrer Existenz erhalten bleiben ... Es genügt zu wissen, daß die Tendenz zur Krankheit nicht nur in der Krankheit, sondern auch im Arzt besteht und wirksam sein muß ... Der Arzt will leben, will ein Häuschen haben, will ein Auto haben, er will eine Frau haben, er verdient nichts, wenn er dem Patienten sagt: ›Du hast nichts!‹« (Blüchel, a.a.O., S. 180).

Auf diesem Hintergrund nehmen folgende beispielsweise herangezogene Fakten schon nicht mehr Wunder: Deutsche Chirurgen operieren doppelt so viel wie ihre amerikanischen Kollegen (Blüchel, a.a.O., S. 218). Das hat z.B. folgende Ursachen: Mindestens jeder zweite Blinddarm wird den Bundesbürgern unnötig herausgeschnitten, wie der Sozialmediziner Prof. Dr. Manfred Pflanz von der Medizinischen Hochschule Hannover nach zweijähriger Forschungsarbeit feststellte. Zu den heute ca. 10 Tonnen herausgeschnittenen Blinddärmen jährlich werden also – wie Blüchel bemerkte – in den nächsten Jahren weitere überflüssige Tonnen hinzukommen. Kurt G. Blüchel war es auch, der in der »Frankfurter Rundschau« am 16.08.2003 enthüllte: »Von den jährlich rund 200.000 an deutschen Kliniken vorgenommenen Gebärmutterentfernungen ist mindestens jede zweite überflüssig. (...) Bei 40 % aller Eierstocksoperationen lag nach Prof. Dr. H. Koester, ehemaliger Direktor der Frauenklinik der Städt. Kliniken Dortmund, keine ausreichende medizinische Begründung vor. (...) Eine von der Schwäb.-Gmünder Ersatzkasse in Auftrag gegebene Studie ergab, daß 30 % aller Knieoperationen überflüssig sind und darüber hinaus 50 % der Operierten mit dem Ergebnis nur bedingt oder gar nicht zufrieden waren. (...) Nach Prof. Dr. Schönhöfer, Pharmakologe und viele Jahre Mitherausgeber des unabhängigen Arzneimittel-Telegramms in Berlin steht fest, **das allgemeine Handlungsprinzip im deutschen Gesundheitswesen ist Betrug.**« Betrogen werden jedoch keineswegs nur die gutgläubigen und vertrauensseligen Patienten von ihren »Halbgöttern in Weiß«. Daß viele von ihnen allenthalben auch die gesetzlichen Krankenkassen anläßlich ihrer Abrechnungen betrügen, wird den Bürgern unseres Staates durch die Massenmedien nicht verschwiegen. Einem nichtöffentlichen Bericht des Bundeskriminalamtes (BKA) über Wirtschaftskriminalität soll zu entnehmen sein: »Das deutsche Gesundheitswesen ist systematisch korrupt und in den Händen organisierter Kriminalität. Die Regierung weiß um die mafiösen Strukturen, kann aber nichts daran ändern, weil sie metastasiert und unterwandert ist« (Kieler Nachrichten vom 30.06.2007, Journal S. 8).

In krassem und unauflöslichem Widerspruch dazu stehen Äußerungen deutscher Ärzteführer über den Wert des deutschen »Gesundheitswesens«. Diese – die es ja wissen müßten – äußern sich entgegen den grausigen Fakten wie folgt: »Allen Patienten ist eine optimale Behandlung garantiert«, so der Vorsitzende der Kassenärztlichen Bundesvereinigung, Dr. med. Manfred Richter-Reichhelm, und zwar deshalb, weil »es in Deutschland seit mehr als 100 Jahren die beste ärztliche Versorgung und die effizientesten Krankenhäuser der Welt gibt,« wie es der Präsident der Bundesärztekammer,

Prof. Dr. med. York Dietrich Hoppe, sieht. Kurz und knapp auch sein Vorgänger, Prof. K. Vilmar: »Das deutsche Gesundheitswesen ist das beste der Welt! Es ist allen anderen Systemen überlegen« (Blüchel, a.a.O., S. 163/164).

Aber auch im »besten Gesundheitssystem der Welt« sind Ärzte und Krankenhäuser mit den von ihnen praktizierten Mitteln der Schulmedizin außerstande, die Körper ihrer Patienten vor den chronisch-degenerativen Krankheiten zu bewahren, geschweige denn sie zu heilen. Sie räumen daher auch unumwunden ein, daß chronisch-degenerative Krankheiten, wie z.B. Migräne, Arthritis, Arthrose, Asthma, Diabetes, Lupus vulgaris, Krebs, Aids usw., ihrer Überzeugung nach unheilbar sind. Ärzte und Krankenhäuser beschränken sich deshalb darauf, die Symptome dieser chronisch-degenerativen Krankheiten zu »behandeln« mit ihren Mitteln der Schulmedizin, in erster Linie z.B. mit Mitteln der Pharmazie (Tabletten, Infusionen und Spritzen bis hin zur Chemotherapie), Bestrahlungen und Operationen. **Die gesamte Palette schulmedizinischer Behandlungsmöglichkeiten der Ärzte und Krankenhäuser ist also außerstande – das kann nicht nachdrücklich genug immer wieder wiederholt werden – chronisch-degenerative Krankheiten zu heilen! Heilung suchen derartige Patienten – und das sind 85 bis 95 % fast aller Patienten – dort in Wahrheit vergebens!**

Die Behandlung dieser Krankheiten mit den Mitteln der Schulmedizin richtet sich daher auch nur auf die Betäubung, Linderung, Unterdrückung oder radikale Beseitigung (Operation) von Krankheitssymptomen, ohne den Körper des Patienten von der Krankheit selbst heilen zu können, ohne die Ursache der Krankheit zu beseitigen, zu eliminieren. Diese Art von Behandlung, die den Körper des Patienten von der Erkrankung nicht heilt, verhilft dem Patienten vom ersten Gang zum Arzt oder in das Krankenhaus zumeinst zur Karriere eines Dauerpatienten! Davon – nicht von geheilten Patienten – leben Ärzte und Krankenhäuser! Behandelt werden müssen dann nicht nur die Ausgangskrankheiten, sondern nach gewisser Zeit vielfach auch die eingetretenen Nebenwirkungen. Schulmedizinische Behandlung von chronisch-degenerativen Krankheiten ohne Nebenwirkungen gibt es praktisch nicht! Denn alle diese Behandlungen sind in Wahrheit Vergiftungen, Verletzungen, Verstümmelungen des Körpers des Patienten oft mit weitreichenden, tragischen, wenn nicht gar tödlichen Folgen.

So sterben in Deutschland jährlich etwa 58.000 Patienten durch Nebenwirkungen von Medikamenten, wie der Leiter des Institutes für Klinische Pharmakologie an der Medizinischen Hochschule Hannover, Jürgen Frölich, im Jahre 2003 aufgrund jahrelang betriebener Studien geschätzt und veröffentlicht hat. Mit anderen Worten: Ärzte und Krankenhäuser töten mit den Mitteln der Pharmazie jährlich allein durch die Nebenwirkungen verordneter Medikamente in Deutschland ca. 58.000 Patienten (»WamS« vom 07.09.2003).

Etwa weitere 500.000 Menschen – so schätzte Frölich schon 2001 – **müssen jährlich wegen der krankmachenden Nebenfolgen von Medikamenten in Krankenhäusern behandelt werden** (»WamS«, 19.08.2001).

Orthodoxe Schulmedizin, praktizierende Ärzte, Apotheken, Massenmedien und Politik befinden sich seit Jahrzehnten bereits in der Geiselhaft der allmächtigen Pharmaindustrie. Diese hat auch die Selbsthilfegruppen der Patienten längst unterwandert.

Die Zahl von Patienten, die sich während ihres Krankenhausaufenthaltes mit »Krankenhausbakterien« infizieren und daran sterben, schätzt man in Deutschland jährlich auf etwa 40.000 (!), die daran »lediglich« erkranken – oft schwer – auf 500.000!

Der in den USA durch die Medien landauf und landab bekannt gewordene Kinderarzt, **Dr. med. Robert S. Mendelsohn**, der auf eine mehr als 30jährige medizinische Praxis zurückblicken konnte, kam in seinem Buch »Trau keinem Doktor!« u.a. zu dem Schluß: »**Ich glaube, daß über 90 % der gesamten modernen Schulmedizin** – Ärzte, Kliniken, Medikamente, Instrumente – **getrost vom Erdball verschwinden könnten. Die Gesundheit der Menschen würde sich sofort und drastisch verbessern.**«

Mit diesen Ausführungen sollen nicht angetastet werden die oft beispiellosen, hervorragenden Tätigkeiten von Ärzten, die als wahre Heiler tätig sind, von Unfallärzten, Chirurgen im Bereich der Unfallmedizin, von Zahnärzten, von Kieferchirurgen, Augenärzten, aber auch Heilpraktikern, usw., usw., auf deren oft einzigartige Dienste wir nicht verzichten können und wollen. Indessen bleibt unübersehbar: **Das Gesundheitswesen hat sich** aus den beispielshalber dargelegten Gründen **längst in sein** – betrachtet man es genau – **grausiges Gegenteil verkehrt – die Todes- und Krankheitsursache Nr. eins. Es bedarf deshalb einer durchgreifenden, es völlig erneuernden und verändernden Revolution!**

Zu fragen ist daher: Welches müssen die Ziele der notwendigen Revolution des Gesundheitswesens sein? Die Antwort lautet:

- Radikale Senkung der Zahlen erkrankter Patienten in der Bevölkerung und damit des Umfanges der im Gesundheitswesen bisher in Anspruch genommenen Dienste und Leistungen und dadurch

- Senkung der Zahlen aller im derzeitigen Gesundheitswesen beschäftigen Personen auf ein vernünftiges Maß, das im Endergebnis nur einen Bruchteil der bisherigen Zahlen darstellen kann, und dadurch
- radikale Senkung der Kosten im Gesundheitswesen;
- Ablösung der kostenträchtigen und nebenwirkungsreichen schulmedizinischen Behandlung – nicht Heilung – von chronisch-degenerativen Krankheiten mit Mitteln von Pharmazie, Stahl und Strahl durch kostenverträgliche, nebenwirkungsfreie Heilung – keineswegs nur Behandlung – dieser Krankheiten auf natürliche Weise, zumindest unter Beachtung der Naturgesetze. (Ca. 85–95 % aller Patienten, welche die Dienste und Leistungen des Gesundheitssystems in Anspruch nehmen, dürften an Krankheiten leiden, die dem großen Kreis sog. chronisch-degenerativer Erkrankungen zuzuordnen sind).

II

Gesund leben und auf Lebenszeit krankheitsfrei bleiben

durch die von der Schöpfung für den menschlichen Körper vorgesehene Ernährung

Die notwendige Revolution im Gesundheitswesen kann selbstverständlich nicht – wie im »Deutschen Ärzteblatt« seinerzeit zu lesen – zum Nutzen der Ärzte die lebenslange Umwandlung aller Gesunden in behandlungsbedürftige Kranke zum Ziel haben! Selbst der uns heute erkennbare Schwerpunkt, die Behandlung von Kranken mit dem erhofften Ziel ihrer Heilung und Umwandlung in Gesunde bzw. der Linderung ihrer Schmerzen und Leiden, kann nur an zweiter Stelle stehen.

Die unerläßliche Revolution im Gesundheitswesen verfolgt vielmehr mit allem gebotenen Nachdruck als erstes das Ziel, alle Gesunden zeitlebens gesund zu erhalten, nach Möglichkeit niemanden erst krank werden zu lassen! Wird dieses Ziel auch nur annähernd erreicht, hat es die radikale Senkung der Kosten ärztlicher Behandlung von Kranken und damit der Kosten des heutigen Gesundheitssystems zur Folge. Ist das Erreichen dieses Ziels realistisch oder reine Utopie? Fest steht, die Gesundheit und ihre dauernde lebenslängliche Erhaltung ist das höchste Gut eines jeden Menschen, wird von ihm auch so erkannt, gewertet und gewünscht. Das ist auch völlig normal. Der gesunde, nicht der kranke Mensch ist die von Gott, von der Natur gewollte Regel im Rahmen der kosmischen Ordnung, in der wir leben.

Betrachten wir nur gedanklich einmal die wilden Tiere in freier Wildbahn. Die Antilopen, Zebras, Giraffen und Elefanten, die wildlebenden Primaten, früher auch die Wildpferde und Bisons etc., erfreuten bzw. erfreuen sich zeit ihres Lebens, von der Geburt bis zum Tod eines vollkommen gesunden Körpers. Diesen steuern energetische, unseren Augen unsichtbare Kräfte im Aufbau, in seiner ständigen Erhaltung, in der Regeneration und im Falle einer Verletzung in der Reparatur der Wundheilung. Für die Geburt bedarf es keines Geburtshelfers, keines Kreissaales. Masern, Keuchhusten, Mumps, Scharlach, Diphtherie etc., kennen die in freier Wildbahn heranwachsenden Tiere nicht. Einen Zahnarzt haben sie lebenslang nicht nötig, geschweige denn künstliche Zähne oder künstliche Gebisse. Sie brauchen keine Brillen, falsche Gelenke, Krücken, Rollstühle oder dergleichen. Chronisch-degenerative Krankheiten, die unsere Bevölkerung durchseuchen wie z. B. Arthritis, Arthrose, Diabetes, Krebs, Demenz, Alzheimer usw., die 85–95 % aller Menschen zu behandlungsbedürftigen Patienten machen, kennen sie nicht. Alters- und Pflegeheime sind ihnen unbekannt. Das gilt nicht nur für die in freier Wildbahn lebenden Säugetiere, sondern für alle Lebewesen auf diesem Planeten, für die Insekten, Würmer, Reptilien, Vögel, Fische – ausgenommen der Mensch! Denn die vollkommene, lebenslange Gesundheit der Körper aller Lebewesen auf dieser Erde ist die Norm, ist die Regel, weil die Schöpfung Gottes vollkommen ist, so wie Gott selbst vollkommen ist!

Die einzige Ausnahme in dieser unseren Augen sichtbaren vollkommenen Ordnung bilden die von Krankheiten und Molesten jeglicher Art durchseuchten Menschen und die von ihnen domestizierten Tiere. Ist das die gewollte Norm in der ansonsten vollständig vollkommenen Schöpfung Gottes? Mit Sicherheit nicht! Auch der Körper des Menschen ist ebenso wie der aller anderen Lebewesen auf dieser Erde vollkommen – und somit auf Lebenszeit gesund und heil geschaffen– und verfügt – gesteuert von einer unsichtbaren Energie – über die Fähigkeit, sich von der befruchteten Eizelle im Mutterleib aufzubauen, zu wachsen, sich jederzeit selbständig und ununterbrochen zu regenerieren, im ständigen Prozeß des Vergehens und der Neuentstehung von Zellen, im Falle von Verletzungen zu heilen.

Den Menschen unterscheidet jedoch von allen anderen Lebewesen auf dieser Erde eine grundlegende Eigenschaft. Ist es dem Fuchs nur möglich, als Fuchs, dem Hasen nur möglich als Hase, der Schwalbe nur möglich als Schwalbe, dem Fisch nur möglich als Fisch zu leben, d.h. auch sich nur dem jeweiligen Körper gemäß zu ernähren und zu bewegen, besitzt der Mensch als »Krone der Schöpfung« ihm von Gott darüber hinaus geschenkte Gaben. Das sind sein überragendes Bewußtsein, sein Gewissen, sein Erkenntnisvermögen und der freie Wille, die es ihm ermöglichen, sich für oder gegen sein Gewissen, gut oder böse, oder die ihm als Mensch gemäße Lebensordnung in der Ernährung und der Pflege von Körper, Geist und Seele zu entscheiden und zu handeln. Das schließt auch den Mißbrauch der Freiheit z.B. der Ernährung und sonstigen Pflege und Haltung des Körpers, Geistes und der Seele mit der Folge der Entartung und Schwächung in Krankheiten und Molesten und körperliche Schädigungen jeglicher Art ein. Nochmals: Solange die Lebewesen dieser Erde ihre Körper gemäß deren jeweiliger Art ernähren, pflegen und bewegen, bleiben diese von der Geburt bis zum Tode lebenslänglich gesund – brauchen keine Ärzte, kein Gesundheitswesen! Füttern wir z. B. dagegen Kühe mit Fleisch, Wölfe mit Früchten und Gemüse, werden diese krank und sterben. Setzen wir den Kühen zu ihrer Grasnahrung Fleisch, Brot oder gekochtes Gemüse zu, werden sie krank, leiden an Krankheiten und erreichen das von ihnen von der Schöpfung vorgesehene Alter nicht, sterben vorzeitig. Von Menschen domestizierte, mit Hafer und Weizenkleie zugefütterte Pferde erreichen nur die Hälfte des Lebens ihrer in freier Wildbahn – ca. 50 Jahre – lebenden Artgenossen.

Von daher drängt sich in der Betrachtung und Bewertung dieser Fakten zwangsläufig die Frage auf, ob der Mensch sich aus der Spur der für seinen Körper, seinen Geist und seine Seele vorgesehenen Ordnung entfernt hat, ob er durch den Mißbrauch seines freien Willens in der Ernährung seines Körpers, seines Geistes und seiner Seele entartet und dadurch Opfer der ihn befallenden Krankheiten, Leiden und durch diese eines vorzeitig verursachten Todes geworden ist? Die Wissenschaft weiß seit langem, was den Menschen jedoch weitgehend verschwiegen wird, daß die Organe jeden Säugetieres, wie z. B. die Zähne, der Magen, die Länge des Darmes, dessen naturgemäße Nahrung ganz präzise erkennen lassen. **Danach offenbaren die der körperlichen Ernährung des Menschen dienenden Organe wie Zähne, Magen, Länge des Darmes, daß der Mensch ein geborener Früchteesser, ein geborener veganer Vegetarier ist, Fleisch für ihn als artgerechte Ernährung nach der unabänderlichen kosmischen Ordnung ausscheidet, nicht infrage kommt. Der Verzehr von Tierleichenteilen gibt daher in Wahrheit**

dem menschlichem Körper keine Kraft, sondern ist eine Ursache seiner zahlreichen Krankheiten und Leiden, verkürzt seine mögliche Lebenszeit wesentlich. Nicht ohne Grund beträgt die durchschnittliche Lebenserwartung der sich ausschließlich von Fleisch und Fisch ernährenden Eskimos nur 25–35 Jahre. Völlig abwegig ist daher die Ansicht, daß der Körper des Menschen aus Gründen irgendwelcher Art – geschweige denn der Gesundheit – auch als Nahrung Kadaverteile getöteter Tiere bedarf. Das Gegenteil ist der Fall. Z. B. enthält der Speichel von Raubtieren große Mengen Urikase, ein spezielles Enzym, das die aus dem Fleischverzehr entstehende Harnsäure in harmlosen Harnstoff umwandelt, der schadlos ausgeschieden wird. Menschen haben keine Urikase in ihrem Mundspeichel, da Fleisch als Nahrung für sie nicht vorgesehen ist. Die mit Fleischverzehr verbundene Harnsäure ist für den Menschen ein starkes Gift. Seine Folge sind z. B. u. a. Gicht, Rheuma und ein verkürztes Leben. Die Nieren des Menschen als für Fleischverzehr nicht geschaffene Ausscheidungsorgane werden funktionsuntüchtig oder gar völlig zerstört. Das nicht seltene Ergebnis: Anschluß an das Dialysegerät und Nierentransplantation. Die Magensaftkonzentration von Pepsinsalzsäure ist für die artfremde Nahrung viel zu schwach. So nimmt die Verdauung von Fleisch bei Menschen 5–1o Stunden in Anspruch. Das im Darm des Menschen verwesende Fleisch verursacht nicht nur den in der Natur sonst unbekannten widerlichen Gestank des Stuhlganges. **Die im Darm andauernde Gifteinwirkung macht den Darm des Menschen nicht nur zu einer Jauchegrube, sondern verursacht Hunderte von Krankheiten, nicht zuletzt auch Darmkrebs.** Wer hat Interesse daran, sich vorsätzlich zu vergiften und als Folge davon schwer zu erkranken und vorzeitig unter großen Leiden zu sterben? Fleisch essen macht wie viele andere für den menschlichen Körper nicht bestimmte Genußmittel, wie z. B. Tabak oder Alkohol, süchtig und hindert den Menschen an der Erreichung des Zieles seines Lebens, vollkommen zu werden. Früchte, Gemüse, Wildpflanzen und Kräuter fordern für ihre Verdauung den geringsten Energieeinsatz, bringen den größten Energiegewinn. Bei manchen Früchten stehen dem Energiegewinn des Körpers von 95–98 % ein Energieeinsatz zu seiner Verdauung von 2–5 % gegenüber. Beim Verzehr von Tierleichenteilen werden zu dessen Verdauung davon 70 % verbraucht, beträgt der Energiegewinn nur 30 % bei gleichzeitiger erheblicher Giftbelastung des Körpers.

Die schwache Magensaftkonzentration des Menschen ist keine Fehlplanung Gottes in seiner Schöpfung. Sie ist haargenau auf die für den menschlichen Körper bestimmte Nahrung ausgerichtet, nämlich Frucht- und Pflanzenkost. Die für den Menschen artfremde Nahrung aus Tierleichenteilen und deren Produkten führt auch zu einer ständigen Rückvergiftung des gesamten Körpers, die auch sein Gehirn in Permanenz schädigt.

Ist das richtig – die Wissenschaft weiß es längst – **muß es die unabdingbare Aufgabe des Staates im Rahmen des Gesundheitswesens sein, die Menschen über die Schädlichkeit des für ihre Körper von der Schöpfung nicht vorgesehenen Fleischverzehrs aufzuklären,** wie dies in jüngster Zeit über die Schädlichkeit des Tabakkonsums durch Rauchen geschehen ist. **Gleichzeitig ist der Staat verpflichtet, alles in seinen Kräften und Möglichkeiten Stehende dafür zu tun, die Aufzucht und das Halten von Schlachtvieh – insbesondere der zutiefst verwerflichen Massenstall- und Käfighaltung – dessen Tötung und den Verzehr ihrer Leichenteile, einem Gift für den mensch-**

lichen Körper, durch die Bevölkerung sukzessive immer mehr zu behindern und einzuschränken.

Dabei ist auch nicht zu übersehen, daß die zu Fleischessern entarteten Menschen durch die Anlage riesiger Weideflächen und Anbauflächen für Tierfutter für Schlachtvieh an der enormen Verringerung der Anbauflächen für menschengerechte Nahrung und damit dem Hunger in der Welt, dem Verhungern von Millionen von Kindern und Menschen – etwa 60 Millionen im Jahr – verantwortlich sind, also Menschen töten. Denn auf jedem Quadratmeter Weidefläche läßt sich zehnmal mehr fleischlose, menschengerechte Nahrung anbauen, erzeugen und ernten. Gibt es für den Menschen ein schwereres Verbrechen als die Beteiligung an der Massentötung unschuldiger Mitmenschen, Kinder, Frauen und Greise durch Hunger? So berichtete die UNO-Organisation FAO 2006 über die globalen Folgen der Nutztierhaltung (fao.org, newsroom, news stories 2006 am 29.11.2006), z.B. u.a.: Die Fleisch- und Milchproduktion wird sich in wenigen Jahrzehnten verdoppeln. Die Nutztierhaltung ist bei weitem der größte Erdbodennutzer auf Erden, beansprucht 70 % des gesamten landwirtschaftlich genutzten Landes und 30 % der Landoberfläche der Erde. Expansion des widernatürlichen und gesundheitsschädlichen Fleischverzehrs und damit der Nutztierhaltung ist ein Schlüsselfaktor für die Abholzung der Regenwälder. Sie ist damit der schnellste Weg, die Landschaften letztendlich in Wüsten zu verwandeln. Die Nutztierhaltung führt zu einer Emission von Treibhausgasen, die höher liegt als die des gesamten weltweiten Verkehrs auf der Straße, der Schiene, in der Luft und auf dem Wasser. Sie ist wahrscheinlich der größte Verursacher der Wasserverschmutzung und trägt zur Überdüngung der küstennahen Gewässer, zur Entstehung sog. ›Todeszonen‹, zur Zerstörung von Korallenriffen, Versauerung des Regens und der Ökosysteme bei. Fleischesser verursachen und verschulden die Leiden und Qualen ihrer Mitgeschöpfe – der Tiere – in Gottes vollkommener Ordnung, die durch deren nicht artgerechte Haltung, z. B. in Massenkäfigen, die Qualen des Transportes zum Schlachthof und den dortigen frühzeitigen, grauenvollen Tod verursacht werden.

Fleischesser fügen jedoch nicht nur ihrem Körper durch diese nicht menschengerechte Nahrung Krankheiten, Leiden und frühzeitigen Tod zu. Sie vergiften und schaden durch – für ihre Körper nicht vorgesehenen – Fleischverzehr auch ihren Geist und ihre Seele. Denn Leib, Geist und Seele stehen während der irdischen Existenz des Menschen in einem unauflöslichen und sich wechselseitig ständig beeinflussenden und durchdringenden Verhältnis zueinander. Nicht ohne Grund erkannten hindugläubige Asiaten bereits zur Hochzeit dieses Glaubens vor ca. 5000 Jahren, daß der Fleischesser ein Mensch niederer Gesinnung ist, es ihm nicht möglich ist, Gott direkt in jedem Lebewesen auf dieser Erde wahrzunehmen. Nicht ohne Grund wußte diese Religion schon Tausende von Jahren vor unserer Zeitrechnung, daß Gott alles durchdringt, als Quell in allen Wesen lebt und jeder Gedanke, jede Tat zu einem zurückkehrt mit der Folge ihrer Kernforderung des Nichtschädigens, des Nichtverletzens, des Nichttötens. Aber nicht nur der gläubige Hindu ist seit tausenden von Jahren Vegetarier. Auch Gautama Buddha (560-480 v. Chr.) war Vegetarier und verlangte von seinen Schülern selbstverständlich gemäß der für den Menschen vorgesehenen kosmischen Ordnung, vegetarisch und damit der für seinen Körper allein gemäßen Weise zu leben. Eines der grundlegenden buddhistischen Gebote ist daher – ebenso wie im

Hinduismus – *ahimsa*, Gewaltlosigkeit gegenüber allen Lebewesen! Der Buddhismus wertet daher das Fleischessen und das Töten von Tieren als Todsünde. Die Amtskirchen und andere Gemeinschaften der christlichen Religionen stehen vor der Frage, ob es inzwischen nicht höchste Zeit ist, sich auf die unverkürzte und damit unverfälschte Lehre des Jesus von Nazareth zurückzubesinnen. Dieser lebte in Seiner überragenden Vollkommenheit, in Seinem Einssein mit Gott nicht außerhalb, geschweige denn weit unterhalb und gegen Gottes Ordnung, sondern war Vegetarier. Er lehrte die Tierliebe, das Nichttöten von Tieren und den Nichtverzehr von Tierleichenteilen. Er lehrte und brandmarkte wahrheitsgemäß den Verzehr von Fleisch als Quelle von Krankheiten, Leiden und vorzeitigem Tod. Er und Gott verantworten nicht, daß dieser wesentliche Teil seiner Lehre gestrichen, bekämpft und vergessen wurde.

Wahrhaft – nicht scheinbar – große Menschen in der Geschichte der Menschheit waren Vegetarier, sei es aus Glaubens-, sei es aus ethischen Gründen und dem Willen, sich in die vom Schöpfer geschaffene kosmische Ordnung – auch im Bereich der Ernährung von Körper, Geist und Seele – so einzuordnen, wie es diese alles überragende, vollkommene Ordnung unabänderlich vorgesehen hat. Zitiert seien an dieser Stelle nur zwei dieser ethisch hochstehenden, geistig hochschwingenden Menschen. Leo Tolstoi: »So lange es Schlachthäuser gibt, so lange wird es Schlachtfelder geben!« und Leonardo da Vinci: »Der Tag wird kommen, an dem das Töten eines Tieres genau so als Verbrechen betrachtet werden wird wie das Töten eines Menschen!« Kein Wunder, daß Wissenschaftler herausgefunden haben: Je intelligenter ein Kind ist, um so wahrscheinlicher ernährt es sich später vegetarisch. Sie führen diesen Effekt auf den geänderten Lebensstil von gebildeten Menschen zurück (Kiel Side Mai 2007).

Für jeden über diese Frage ernsthaft nachdenkenden Menschen stellt es eine untragbare Zumutung dar, glauben zu sollen, Jesus Christus habe angesichts Seiner unvergleichlichen Vollkommenheit gegen die Gesetze der Schöpfung Gottes und damit gegen Gott selbst, sowie unterhalb der ethischen Ebene der alten, großen asiatischen Religionen gelebt, habe die Fähigkeit besessen, Tiere zu töten und deren für den menschlichen Körper schädliches Fleisch zu verzehren.

Schafft das für Menschen naturwidrige Essen von Fleisch eine niedrigschwingende Existenz mit niedriger Gesinnung, einen »Raubtiercharakter«, so erklären sich daraus unschwer alle Grausamkeiten der Weltgeschichte von Mord und Totschlag, über die Verfolgung von Juden, Ketzern und Hexen, die Kreuzzüge, die Kriege und Schlachten mit Millionen und Abermillionen von Toten! Auch der heute fast zum »Gott« erhobene Sex, Triebverbrechen, die Tötung von Millionen von ungeborenen Kindern durch Abtreibung im Mutterleib, der heutige Terrorismus und die Zunahme der Verrohung der Jugend sind durch den exorbitant gestiegenen naturwidrigen Verzehr von Tierleichenteilen leicht erklärbar. Gandhi fragte einmal: »Möchtest du das Maß an Gewalt in der Welt verringern?« und auf die Antwort »ja« fragte er weiter: »Nun und was ißt du?«

Tierkadaverteile zu essen ist nach all dem für Menschen in Wahrheit ebensowenig eine Privatangelegenheit, wie es eine Privatangelegenheit ist, ein Dieb oder Mörder zu sein. Nicht nur die körperliche, geistige und seelische Gesundheit der Menschen, sondern auch diese Gründe sollten den Staat, die Medien und alle im Gesundheitswesen Verantwortung tragende Menschen veranlassen, mit allem gebotenen Nachdruck im Rahmen der zwingend notwendigen Revolution im Gesundheitswesen vor dem Halten von Schlachtvieh, dessen Schlachten und Verzehr zu warnen und alles in ihrer Macht stehende zu tun, die artfremde, quälende Haltung von Schlachttieren, deren Tötung und Verzehr zu verurteilen, und immer mehr einzuschränken und letztlich vollständig abzuschaffen! Das gilt natürlich in erster Linie auch für das Halten von Schweinen, deren Leichenteile und daraus gewonnene Erzeugnisse. **Schweinefleisch ist im ganzen als ein besonders hervorragendes Menschengift einzuordnen.** Deshalb ist den Juden und Muslimen der Verzehr dieses Giftes verboten unter Hinweis darauf, daß eine Übertretung dieses Verbotes unweigerlich zur Bestrafung (körperliche Krankheiten) führt. Der Einfachheit halber sei zu all dem verwiesen auf die ausgezeichneten Ausführungen Siegfried W. Pagels in dem Kapitel »Fleisch ist keine Menschennahrung« und »Besondere Gefahr – Schweinefleisch«seines Buches »Gesünder durch Sonnenkost«. Man sollte sie mehrfach lesen, verinnerlichen und seine Konsequenzen ein für alle Mal daraus ziehen!

Naturwidrig, gesundheitswidrig und schädlich für Körper, Geist und Seele ist für den Menschen und für die Allgemeinheit jedoch nicht nur der für den menschlichen Körper nicht vorgesehene Fleischverzehr. **Von allen anderen Lebewesen auf dieser Erde unterscheidet der Mensch sich auch dadurch, daß er einen Großteil seiner Nahrung kocht, schmort, brät und grillt oder auf sonstige Weise erhitzt, dadurch tötet und ihrer entscheidenden gesundheitsspendenden Kraft beraubt.** Wenn die Ernährungswissenschaft früher den Nährwert dessen, was der Mensch zu sich nahm, in Kalorien maß, sie danach den Nutzen von Vitaminen und Mineralien entdeckte, so weiß sie heute, daß

Enzyme – die Zündkerzen des Stoffwechsels – als wesentlicher Bestandteil der Nahrung auch das »Rosten des Körpers« und damit sein vorzeitiges Altern verhindern. Darüber hinaus hat sie erkannt, daß alle Enzyme in der Nahrung durch deren Erhitzen über 41 Grad Celsius getötet und damit unwirksam gemacht werden. Verloren gehen dadurch außer den Enzymen hochwertige Information und Ordnung vermittelnde aktive Lichtenergie (Bio-Photone) und organische Mineralien, die für den Körper verwertbar sind, sich in anorganische, für den Körper nicht verwertbare Mineralien verwandeln. Vitamine werden stark reduziert. Ballaststoffe verlieren weitgehend ihre Wirkung. Der wahre, wissenschaftlich bisher immer noch weitgehend unentdeckte Nährwert der lebendigen Nahrung geht in ihrer natürlichen Form zum größten Teil verloren. Hochschwingende, lebendige Lebensmittel für Menschen mit höherem Bewußtsein werden in niedrigschwingende tote Nahrung für Menschen mit einem niedrigen Bewußtsein verwandelt, und, und, und ... **Der Körper des Menschen ist also nicht nur für eine Nahrung aus Früchten, Gemüsen und Nüssen geschaffen, sondern darüber hinaus dafür, diese Nahrung, wie von der Natur geschaffen, (unerhitzt, ungekocht, ungeschmort, ungebraten, usw.) zu sich zu nehmen, soll er im Besitz seiner Fähigkeit bleiben, lebenslang gesund zu sein und nicht krank zu werden.** Auch das ist im Rahmen der Ernährungswissenschaft seit langem erkannt worden. Aufgabe des Staates, aller Medien und im Gesundheitswesen verantwortlich tätigen Personen muß es deshalb sein,

– die Menschen, die gesund bleiben und nicht krank werden wollen, über diese wichtigen Tatsachen durchdringend und ständig aufzuklären und

– die Produktion menschengerechter Nahrung in jeder

Weise zu fördern, die industriell erzeugte tote, nicht menschengerechte Nahrung, die reinen Genußmittel zu behindern, wenn nicht gar zu verbieten.

Dabei ist man selbstverständlich nicht nur darauf angewiesen, theoretisch erkanntes Wissen zu propagieren und in die Wirklichkeit umzusetzen. **Tausende Menschen haben vielmehr seit vielen Jahrzehnten die menschengerechte Ernährung erprobt und dabei einzigartige Erfahrungen gewonnen.** Dazu gehören z. B.:

Der Verzehr von Rohkost aus Früchten, Gemüse, Wildkräutern, Samen und Nüssen (frisch gepreßten Säften aus Obst und Gemüse) verleiht Körper und Geist eine zuvor nie erfahrene und gekannte Ausdauer, Spannkraft, Leistungsfähigkeit – auch auf dem Gebiet jeglichen Sports – und ein Wohlgefühl, eine bis dahin nie erlebte seelisch-geistige Ausgeglichenheit und eine bis dahin nie erlebte Resistenz gegen Krankheiten jeglicher Art, Entlastung der Verdauungsorgane, geregelten Stuhlgang, Abnehmen ohne zu Hungern, Heißhunger, Überessen und Völlegefühl verschwinden, Verkürzung der Schlafdauer, Ausbleiben der naturwidrigen Regel, mit der kein Säugetier ohne Beeinträchtigung seiner Fruchtbarkeit belastet ist, Befreiung von der Sucht nach giftigen Genußmitteln wie Alkohol, Drogen, Nikotin, Fleisch, Fleischwaren sowie Zucker und Zuckerwaren, der sich langsam einstellende, natürliche, unauslöschliche Wunsch, aufgrund der erfahrenen unglaublichen Vorteile dieser Ernährung, nie mehr in die entartete Spur früherer Ernährung mit all ihren vielen Nachteilen zurückkehren zu wollen.

Dies alles und weiteres läßt sich im einzelnen in der dazu längst umfangreich vorhandenen Literatur nachlesen und überzeugend schlüssig nachvollziehen. Laien können zum Einlesen auf diesem Gebiet z. B. die Bücher empfohlen werden von Helmut Wandmaker »Willst Du gesund sein? Vergiß den Kochtopf!«, von Franz Konz »Der große Gesundheitskonz« und auch mein Buch »Der Königsweg zu Gesundheit und hohem Alter« und auf die darin zitierten Autoren, Protagonisten menschengerechter Ernährung. Die Ernährungsgebote des Jesus von Nazareth lassen sich z. B. nachlesen in dem Buch von Dr. E. Bordeaux Székely (ca. 1900–1979) »Das Friedensevangelium der Essener« (übersetzt in etwa 30 Sprachen).

Mit der Gesundheitspropaganda »5 Portionen Früchte und Gemüse pro Tag« ist es jedoch nicht getan, auch wenn es letztlich jedem selbst überlassen bleiben muß, welchen Prozentsatz Rohkost und welchen Prozentsatz an vegetarischer Nahrung er zu sich nimmt.

Alles, was nicht zu der natürlichen, menschengerechten Nahrung zählt, verdient den Namen »Lebensmittel« nicht. Das gilt nicht nur für Genußmittel aller Art, sondern z. B. auch für Kochsalz, Zucker, industriell erzeugte Nahrung und Getränke jeglicher Art. Das alles ist im einzelnen sorgfältig aufzudecken und in der Bevölkerung nachdrücklich zu verbreiten, will das Gesundheitswesen seiner ihm gemäßen Rolle wahrhaft gerecht werden, in erster Linie dafür zu sorgen, daß die Gesunden gesund bleiben und gar nicht erst krank werden.

Die Landwirtschaft wird umdenken müssen. Der Klimawandel wird ihr dabei behilflich sein, weil er den Anbau von Fruchtbäumen, Sträuchern und Gemüse fördert, welche in unseren Breiten bisher nicht gedeihen konnten. Wer weiß z. B., daß auf der Erde so viele Sorten von Früchten gedeihen, daß ein Menschenleben nicht ausreichen soll, sie alle durchzukosten. Gleichzeitig muß die Landwirtschaft begreifen, daß auf künstlich gedüngten und mit Pestiziden verseuchten Böden keine menschengerechte Nahrung erzeugt werden kann, das Besprühen lebendiger Nahrung mit Giftmitteln unverantwortlich ist. Das hat der Verbraucher schon heute erkannt, wenn er in ständig zunehmendem Maße dazu übergegangen ist, den Erwerb von ökologisch angebauten und gewonnenen Produkten anzufragen. Mit dem Rückgang der derzeit riesigen Weideflächen für Schlachttiere wird sich die Erde Zug um Zug wieder zurück in einen unbeschreiblich schönen und nützlichen Garten Eden verwandeln.

Der Verbraucher muß auch erkennen, daß 70 % des Körpers, 90 % seines Gehirns aus Wasser bestehen, dessen dem Körper zugeführte Qualität wesentlich mitbestimmend ist für dessen Gesundheit und das Erreichen des in Wahrheit für den menschlichen Körper vorgesehenen Alters in gesundem, leidensfreiem Zustand. Wasser erster Qualität für den menschlichen Körper enthalten alle Früchte, jedes Gemüse. Früher fand es sich auch im Regen- und Quellwasser. Das Leitungswasser ist heute nicht nur tot, es ist durchseucht mit anorganischen Mineralien und Medizinrückständen, schlimmstenfalls auch mit Zusätzen von Chlor, Fluor und Jod, wenn auch im Rahmen von »Grenzwerten«, die die Schädlichkeit des Leitungswassers auf Dauer für den Körper jedoch nicht hindern. Sie führen mit zur Verstopfung und Vergiftung der Arterien und Adern – auch insbesondere der feinen Adern im Gehirn – und führen zu Krankheit, Demenz, (Verkalkung), Alzheimer und vorzeitigem Tod. **Das in den Früchten enthaltene und destilliertes Wasser, abgeschwächt auch durch Osmose-Umkehr gewonnenes Wasser, erfüllt heute nahezu allein alle Anforderungen an die Reinheit von Wasser für den menschlichen Verzehr.** Ausschließlich reines Wasser ist geeignet, abgelagerte Schad- und Fremdstoffe aus dem Körper auszuleiten. Auch das alles weiß heute die Wissenschaft. Darüber gibt es heute längst genügend Literatur. **Der Staat, die Medien sowie alle im Gesundheitswesen verantwortlich tätigen Menschen sind aufgerufen, dieses überaus wichtige Wissen über menschengerechtes Wasser als wesentlichen Teil ihrer Nahrung zu verbreiten.**

Alles, was unsere Nahrungs- und Genußmittelindustrie an künstlichen oder denaturierten »Lebensmitteln« und Getränken derzeit noch auf den Markt bringt, ist auf Dauer nicht geeignet, der Gesundheit des Menschen und dem Erreichen des für seinen Körper in Wahrheit vorgesehenen Alters zu dienen. **Reine »Genußmittel« sollten völlig in Vergessenheit geraten. Sie stellen für den menschlichen Körper und seine Gesundheit giftige, schädliche Stoffe dar.** Die Lungen des Menschen sind nicht geschaffen, um über den Tabakqualm Nikotin und andere Gifte zu konsumieren. Das gilt auch für alle anderen »Genußmittel«, deren Verzehr auf die Gewinnung von sinnlicher Lust, nicht auf die naturgemäße, notwendige Ernährung des menschlichen Körpers abgestellt sind.

Der Verbraucher bestimmt letztlich, was als Lebensmittel in den Handel kommt. Ist der Wunsch nach Gesundheit und damit nach menschlicher Vollkommenheit und der damit verbundenen höchsten Stufe menschlichen Glücks die entscheidende Triebfeder seines Handeln, so wird letztlich davon auch das geprägt, was die landwirtschaftlichen Erzeuger anbauen, ernten und vertreiben.

Daß für die ständige Aufrechterhaltung der Gesundheit des menschlichen Körpers neben seiner materiellen Ernährung auch Sauerstoff, Bewegung, Sonne und Hygiene ganz wesentliche Faktoren sind, braucht an dieser Stelle nicht besonders betont, geschweige denn ausgeführt zu werden. Auf die außerordentliche Bedeutung der Harmonie von Körper, Geist und Seele, der menschengerechten Ernährung von Geist und Seele, wird später noch eingegangen werden.

Unterstrichen werden muß jedoch immer wieder mit allem gebotenen Nachdruck **die** sich **für die notwendige Revolution im Gesundheitswesen** ergebende, im Vordergrund und **an erster Stelle stehende Forderung:**

Sind die Lebewesen auf dieser Erde in absoluter Vollkommenheit so geschaffen, daß sie für die Dauer ihrer irdischen Existenz ein gesundes und krankheitsfreies Leben führen können, ist allein der Mensch von der für ihn vorgesehenen Spur der Ernährung und Verhaltensweisen abgewichen, so ist es Aufgabe unseres Staates, der Medien und aller im Gesundheitswesen verantwortlich tätigen Personen mit allen ihnen zur Verfügung stehenden Mitteln dafür zu sorgen, daß die Menschen sich so ernähren und verhalten, daß sie von der Geburt bis zum Tod gesund und krankheitsfrei – jedenfalls nach Möglichkeit krankheitsfrei – leben können und leben.

Dazu gehört dann auch die Erkenntnis, daß Gesundheit und Krankheit nicht als Schicksal vom Himmel fallen, sondern daß jeder Mensch persönlich dafür verantwortlich ist. Gesundheit oder Krankheit werden von jedem Menschen durch sein Verhalten selbst verursacht, in Kenntnis der Ursachen auch persönlich verantwortet. Wird das hier aufgezeigte Ziel erreicht, reduzieren sich die Kosten des Gesundheitswesens und die Zahl der in ihm beschäftigten Ärzte und sonstigen Personen auf ein absolut verträgliches Maß.

Ernährungs- und Lebensberater werden neben Unfallärzten im künftigen Gesundheitswesen die entscheidende und im Vordergrund stehende Rolle spielen, jedenfalls nicht mehr diejenigen Ärzte, die die Krankheiten der Menschen »behandeln«, nicht heilen, um durch diese Art der Ausbeutung menschlicher Krankheiten ihr eigenes Ein- und Auskommen zu finden.

Verursacht der Mensch durch verfehlte naturwidrige Verhaltensweisen seine Krankheiten und damit die durch ihre Behandlung anfallenden Kosten, muß darüber nachgedacht werden, wie die Versicherung gegen derart anfallende, selbst verursachte und verschuldete Krankheiten neu zu regeln ist.

III

Heilung aller Krankheiten auf natürliche Weise durch die Therapia maxima

Die notwendige Revolution im Gesundheitswesen verlangt nicht nur ein grundlegendes Umdenken in einen neuen Schwerpunktbereich, nämlich in allererster Linie die gesunden Menschen auf natürliche Weise in Wahrung kosmischer Ordnung gesund zu erhalten, ihnen die Möglichkeit zu eröffnen – ja von ihnen zu erwarten –, nicht mehr krank zu werden! Ist doch die lebenslange Gesundheit – nicht die Krankheit – die Gottgewollte Norm, auch für den menschlichen Körper.

Erst danach rangiert an zweiter Stelle die Notwendigkeit, den noch Kranken oder neu Erkrankten zu ermöglichen, auf natürliche Weise wieder gesund zu werden. Wie dies geschehen soll? Dazu vergegenwärtige man sich erneut die im Vordergrund unumstößlich stehende Tatsache, daß Gottes Schöpfung – ebenso wie Gott selbst – vollkommen ist mit der Folge, daß der menschliche Körper nicht nur vollkommen, also gesund und heil geschaffen ist, sondern darüber hinaus auch im Falle von Krankheiten oder Verletzungen über die natürliche Eigenschaft verfügt, sich aufgrund der ihm innewohnenden Selbstheilungskräfte wieder zu heilen. Unabdingbare

Voraussetzung dafür ist allerdings, daß dafür auf natürliche – nicht künstliche – Weise die erforderlichen Umstände geschaffen werden. Alles andere besorgt dann der dem menschlichen Körper innewohnende »Arzt«. Denn »medicus curat, natura sanat« = »der Arzt behandelt, die Natur heilt«.

Diese zu schaffenden natürlichen Voraussetzungen, die es dem kranken oder verletzten Körper ermöglichen, sich selbst wieder zu heilen, haben mit dem bisherigen **System der Schulmedizin** nichts zu tun. Dieses hat sich in völliger Abhängigkeit von einer in die Irre gegangenen medizinischen Wissenschaft und pharmazeutischen Industrie gegen die Natur und alles, was natürlich ist, gewandt. Seine Mittel sind ebenso künstlich wie tot. Erzeugnisse der Pharmazie, Stahl, Strahl und Maschinen jeglicher Art beherrschen die Szene. **In diesem System regiert nicht das Vertrauen in die Vollkommenheit der Schöpfung Gottes, sondern die Angst und Furcht vor seiner angeblichen, von allen Seiten vorhandenen Verletzlichkeit und damit auch Unvollkommenheit. Das hat in diesem System schon Tradition seit Zeiten.**

Das aus dem Altgriechischen stammende Wort »Pharmakon« bedeutet »Gift«. Der Baseler Professor Paracelsus Theophrastus-Bombastus von Hohenheim (1493–1541), der eine grundlegende Reform der Medizin anstrebte, hatte ein chemisches Verständnis vom menschlichen Organismus. Er lehrte u. a., daß die gefährlichsten Gifte laut ärztlicher Verordnung reduziert auf ein geringes Maß sich in »Heilmittel« verwandeln ließen. So wurden selbst schwerste Gifte zu »Heilmitteln« oder neutral ausgedrückt zu »Medikamenten«. **Indessen gibt es in Wahrheit kein Medikament und damit chemisches Gift, das irgendeine Krankheit je geheilt hätte oder in Zukunft heilen könnte! Das gilt heute**

auch für alle Mittel der pharmazeutischen Industrie. Daß sie geeignet sind, Krankheitssymptome zu verdrängen oder zeitweise zu unterdrücken, versetzt Patienten in den Wahn, daß es sich um Mittel handele, die ihre Körper von der jeweiligen Krankheit heilen würden. **Sicher ist jedoch allein die Tatsache, daß Gift vergiftet!** Das wird von der pharmazeutischen Industrie, der medizinischen Wissenschaft und den Ärzten letztlich auch nicht geleugnet, wenn sie diese Vergiftungsfolgen als sog. ›Nebenwirkungen‹ anerkennen, aber auch abtun. Können Medikamente der pharmazeutischen Industrie schon nicht heilen, sondern richten sie sich gegen Krankheitssymptome, die sie – häufig als vermeintliche örtliche Erkrankungen – bekämpfen, so vergiften sie in jedem Fall als Gift den menschlichen Körper mit ihren »Nebenwirkungen«. **Daß diese als »Nebenwirkungen« deklarierten Vergiftungsfolgen der beigebrachten Gifte Kranke oft zu Dauerpatienten machen, ins Krankenhaus bringen oder gar ins Grab befördern, steht auf einem anderen Blatt!**

Entscheidender Mitbegründer der schulmedizinischen Ansicht, Krankheiten würden durch spezielle Faktoren verursacht und müßten daher durch bestimmte Medikamente bekämpft werden, war auch der französische Chemiker und Mikrobiologe Louis Pasteur (1822–1895). Dieser sah – in der für ihn unvollkommenen Schöpfung Gottes – in von außen angreifenden Mikroben Feinde des gesunden menschlichen Körpers. Aber obwohl Pasteur noch vor seinem Tode seinen Irrtum erkannte und auf dem Sterbelager einräumte: »Die Mikrobe ist nichts, der Nährboden alles!« hat sich die Schulmedizin bis heute nicht getrennt von dieser völlig unsinnigen und verfehlten Sicht, von außen als Feinde den menschlichen Körper angreifende Bakterien und Viren seien die Ursache vieler Krankheiten. Folgerichtig stiegen die

Begründer der sog. Mikroben-Theorie, Louis Pasteur und der deutsche Bakteriologe Robert Koch (1843–1910) in den medizinischen Olymp auf und sind bis heute dort verblieben. Auch Paul Ehrlich (1854–1915), der als Vater der Chemotherapie gilt, vertrat die von Pasteur vor seiner Zeit bereits auf dem Totenbett aufgegebene Sicht der Dinge weiter, daß Mikroben die eigentliche Ursache von Krankheiten seien. Auf die Bakterien, die Feinde menschlicher Gesundheit, mußte aus dieser verfehlten Sicht zu ihrer Vernichtung mit chemischen Giften oder Strahlen geschossen werden. **Ihre Aufgabe sieht die völlig in die Irre gegangene Schulmedizin bis heute deswegen darin, die Menschen vor diesen Feinden, den Bakterien und Viren, zu schützen, sei es durch Impfen oder die Bekämpfung im menschlichen Körper selbst durch die künstlichen Mittel der pharmazeutischen Industrie. Diese verdankt ihren märchenhaft-pekuniären Aufschwung diesem abartigen Irrtum, den sie deshalb auch mit allen ihr zur Verfügung stehenden Mitteln aufrecht erhält und verteidigt – ungeachtet der negativen Wirkung auf Leib und Leben der Patienten.**

In unauflöslichem Widerspruch dazu steht die Tatsache, daß es Mikroben auf dieser Erde seit Millionen von Jahren gibt, ohne daß die Körper der Menschen oder anderer Lebewesen vor ihnen geschützt werden mußten als in sie eindringende, krankmachende Feinde. Gleichermaßen steht dieser in die Irre gegangenen Sicht der Schulmedizin entgegen, daß die Schöpfung Gottes und damit auch die Körper aller Lebewesen in einer wohl ausgewogenen Harmonie – auch mit den Mikroben – existieren, gesund bleiben und leben, so lange sie nicht durch naturwidrige Eingriffe oder Angriffe – z. B. falsche Ernährung, Produkte der pharmazeutischen Industrie oder sonstiges falsches

Verhalten – aus der Bahn geworfen, entarten, krank werden und leiden. Namhafte Kritiker bewerten das Impfen als modernen Aberglauben ohne wissenschaftliche Grundlage. Impfen moduliert das Immunsystem. Was dabei im einzelnen geschieht, entzieht sich bis heute der exakten wissenschaftlichen Analyse, die langfristigen Folgen sind unbekannt. Eine große Koalition aus Behörden, Ärzten und der Pharmaindustrie behauptet, daß Impfen vor Krankheiten schützt und damit unsere Gesundheit fördert. Mit Nachdruck behaupten die Impfgegner, das Gegenteil sei der Fall. Verwiesen sei auf die Bücher von Dr. med. Gerhard Buchwald »IMPFEN – das Geschäft mit der Angst« sowie von F. und S. Delarue »Impfschutz – Irrtum oder Lüge?«.

Der Journalist Torsten Engelbrecht und der Facharzt für Innere Krankheiten Dr. Claus Köhnlein widmeten der vorstehend sichtbar gemachten Fehlentwicklung in der Schulmedizin ihr 2006 erschienenes Buch »Virus-Wahn«. In diesem Buch, das sich spannender liest als ein Kriminalroman, enthüllen sie mit beispielhafter Zivilcourage (denkt man an die Schicksale von Professor Ignaz Semmelweis und Dr. Max Gerson) – gestützt auf tausendfach zitierte Forschungsergebnisse – wie die Medizinindustrie ständig Seuchen – ansteckende Krankheiten – wie z. B. die Vogelgrippe, H5N1, SARS, BSE, Hepatitis C, AIDS usw. erfunden habe, um dadurch auf Kosten der Allgemeinheit Profite zu machen. Mit ihren künstlichen, naturfremden und naturfernen Mitteln kann die Schulmedizin die Symptome dieser Krankheiten zwar »behandeln«, die Krankheitsursachen selbst aber nicht beseitigen, die Erkrankungen folgerichtig auch nicht heilen! **Anmaßend und überheblich erscheint deshalb die praktizierte Überzeugung der Schulmedizin, mit vom menschlichen Verstand geschaffenen künstlichen, toten**

Mitteln der pharmazeutischen Industrie könne Gottes lebendiger und vollkommener Schöpfung in irgendeiner Weise Nachhilfeunterricht erteilt werden. Vergegenwärtigt man sich allein, welcher und wie vieler grausamster und unmenschlichster Tierversuche es bedarf, um Medikamente zu produzieren und auf den Markt zu bringen, wird einem auch auf diese Weise sichtbar, daß kein vernünftiger Mensch als Patient annehmen kann, sein künftiges Glück, die von ihm erstrebte Wiedererlangung seiner Gesundheit, auf derartige schmerzhafte Leiden, Qualen und das Unglück anderer Lebewesen stützen zu können! Wer Mittel der pharmazeutischen Industrie zu sich nimmt, lädt unweigerlich die unendlichen Qualen der vorausgegangenen Tierversuche barbarischster, Gottfernster Art auf sein eigenes Gewissen. Er verantwortet sie mit und erntet dadurch folgerichtig auch Leiden, die er mit gesät hat.

Eines der AIDS-Medikamente (Gifte) der pharmazeutischen Industrie ist z. B. Retrovir. Es kann zwar – wie kein künstliches Medikament – keine »HIV-Infektion« heilen, wird aber in Verbindung gebracht mit Blutvergiftung und schwerer Blutarmut, kann bei längerem Gebrauch zu Muskelschwund oder schweren Leberschwellungen (auch tödlichen) führen. Ein anderes AIDS-Medikament (Gift) ist Viramune. Heilen kann es AIDS zwar nicht, es kann jedoch zu lebensbedrohlichen Hautreaktionen sowie lebensbedrohlichen wie auch tödlichen Leberschäden führen, darunter auch zum sog. Lebertod. In die Kassen der Pharmaproduzenten spülen beide Mittel jährlich Euro und Dollar in vielstelliger Millionenhöhe. Die Wirkungen der hochtoxischen Gifte werden jedoch häufig der Viruserkrankung zugerechnet, die die »Therapie« leider nicht aufhalten konnte. So wie z. B. Arsen, Quecksilber, Salvarsan und andere schwere Gifte von Ärzten verordnet als »Medizin« durch Generationen unglücklicher Patienten gewandert sind und diese geschädigt haben, werden sie auch heute noch immer wieder durch andere schwere Gifte als angeblich heilkräftige Medikamente abgelöst. Daß angeblich nützliche Medikamente nicht heilen, aber durch ihre Gifte häufig auch töten können, war immer schon so, wußte auch der Altmeister Wolfgang von Goethe. Seinen »Faust« (Sohn eines Arzneiherstellers) ließ er z. B. in der Szene »Vor dem Tor« sagen:

> Hier war die Arzenei, die Patienten starben,
> Und niemand fragte wer genas.
> So haben wir mit höllischen Latwergen (eine Arzenei)
> In diesen Tälern, diesen Bergen,
> Weit schlimmer als die Pest getobt.
> Ich habe selbst den Gift an Tausende gegeben:
> Sie welkten hin, ich muß erleben,
> Daß man die frechen Mörder (Arzneihersteller und Arzt) lobt.

Die Autoren Engelbrecht und Dr. Köhnlein weisen – gestützt auf eine Vielzahl wissenschaftlicher Quellen – nach, daß alle diese angeblich ansteckenden Seuchen bishin zu AIDS und zur Vogelgrippe in Wahrheit überhaupt nicht ansteckend sind, nicht durch Bakterien und/oder Viren verursacht werden, sondern durch Mangel/(Falsch)-Ernährung, Medikamente, Drogen (wie z. B. Poppers, eine Homosexuelle antörnende Droge) und andere Gifte. Daß AIDS – im Gegensatz zu den Behauptungen der Wissenschaft und Schulmedizin – keine ansteckende sexuell übertragbare Krankheit sei, würden die größten und am besten konzipierten Studien zum Thema Sex und AIDS zeigen. Ein praktischer Versuch, Gesunde mit AIDS anzustecken, ist kläglich gescheitert.

Bis heute gäbe es niemanden, der den »Vogelgrippe-Virus« gesehen habe, gäbe es keine unabhängige Studie, die beweise, daß H5N1 auf den Menschen überspringen und eine Pandemie von Abermillionen Toten auslösen könne. Dennoch hätten die H5N1-Panikmacher auch für Deutschland das Grauen ausgemalt. Bis zu 40 Millionen Menschen würden in Deutschland erkranken und 150.000 sterben! Der Ladenhüter Tamiflu – als Mittel gegen die normale Grippe konzipiert – wurde aufgrund dieser auch in die Öffentlichkeit lancierten Hysterie in Deutschland aus öffentlichen Kassen gekauft und gehortet. Allein das Land NRW kündigte im Sommer 2005 an, für 30 Millionen Euro Medikamente einlagern zu wollen! Festzustellen bleibt abermals: **Angst und Furcht regieren auch heute noch immer ein völlig in die Irre gegangenes Gesundheitssystem, das der Schulmedizin folgend an die Unvollkommenheit und den blinden Zufall in Gottes Schöpfung glaubt.** Alsbald konnte man erfahren, daß Tamiflu gegen »Vogelgrippe« unwirksam ist, Patienten in Japan durch dieses Mittel verrückt geworden und gestorben sind – nicht durch die »Vogelgrippe«!!!

85 bis 95 % aller Menschen leiden heute an sog. chronisch-degenerativen Krankheiten, wie z.B. Akne, Arteriosklerose, Arthritis, Arthrose, über Bluthochdruck, Diabetes, Krebs jeder Art bis zu Parodontose, Wund- und Gürtelrose, Aids, Demenz usw., usw. Die Behandlungen dieser Krankheiten – nicht Heilungen – verschlingen etwa denselben Prozentsatz des jährlich in die Hunderte von Milliarden gehenden »Gesundheitsetats«. Die in einem falschen, von Angst und Furcht geprägten Denken befangene Wissenschaft, schulmedizinisch behandelnde Ärzte und die Pharmazie beschränken sich zumeist darauf, diese Krankheiten – in Wahrheit zumeist nur die Symptome dieser Krankheiten – mit den Mitteln der Schulmedizin, nämlich der Pharmazie, Stahl und Strahl zu behandeln. Diese Art von Behandlungen – keineswegs Heilungen – sind, wie allseits hinreichend bekannt, kostenträchtig, nebenwirkungsreich und langwierig. Sie beinhalten die Risiken, den Patienten dauernd – lebenslänglich – an den Arzt zu binden, in das Krankenhaus zu bringen oder gar nicht zu selten ins Grab zu befördern! Das hat entscheidend dazu beigetragen, das Gesundheitswesen zur Todes- und Krankheitsursache Nr. eins zu machen.

Die notwendige Revolution im »Gesundheitswesen« führt deshalb zwangsläufig zur möglichst umgehenden Abkehr von derartigen kostspieligen, unsinnigen, unnötigen und schädlichen »medizinischen Behandlungen«. Sie kehrt sich damit ab von allen Versuchen, mit künstlichen, von Menschen ersonnenen Mitteln, in die vollkommene Schöpfung Gottes einzugreifen und ihr auf überhebliche, naturwidrige Weise Nachhilfeunterricht erteilen zu wollen, geschweige denn in Form eines Kampfes, der in Wahrheit überhaupt nicht geführt werden muß. Krankheiten heilt man nicht dadurch, daß man örtliche Krankheitssymptome unterdrückt oder verdrängt, aus dem Körper herausschneidet oder absäbelt oder z. B. Krebszellen durch Chemotherapie oder Bestrahlung auf künstliche Weise »bekämpft«, zu vernichten sucht und dadurch den Körper vergiftet. Auch wenn der Irrweg, den die Schulmedizin gegangen ist, zur Annahme örtlicher körperlicher Krankheiten geführt und sich in der Ausbildung von Fachärzten z. B. für Augen, Hals, Nasen, Ohren, den

»Appendix auf Zimmer 13« usw. niedergeschlagen hat, **sind alle Krankheiten des menschlichen Körpers in Wahrheit Ganzkörpererkrankungen** – völlig unabhängig davon, an welchen Stellen des Körpers und in welcher Weise sich ihre Symptome manifestieren oder zeigen. **Ihre Ursachen sind nahezu in allen Fällen dieselben:**

Übersäuerung, Vergiftung und Verschlackung des Körpers durch Aufnahme menschenwidriger Nahrung, Getränke, Drogen oder Medikamente, die Schwächung der körperlichen Energie und Immunität durch Aufnahme menschenwidriger Nahrung, Getränke, Drogen oder sonstiger Fehlbehandlung des Körpers und/oder seiner Psyche.

Die Heilung aller auf diese Weise verursachten Krankheiten (es sind alle chronisch-degenerativen Krankheiten der Menschen unserer Industrienationen, einschließlich aller Suchtkrankheiten) erfolgt durch Beseitigung der Ursachen auf natürliche – weder kostenträchtige noch nebenwirkungsreiche – Weise.

Die natürliche Heilbehandlung beginnt mit der Beseitigung der Übersäuerung, der Entgiftung, der Entschlakkung des Körpers. Sie wird durch die Reinigung des Verdauungskanals in Form der Därme begonnen und mit Fasten (der Operation ohne Messer) fortgesetzt. Die Reinigung der Därme wird dadurch erreicht, daß zugleich mit dem Beginn des Fastens jeden Morgen ein großes Glas Wasser mit Glauber- oder Bittersalz getrunken oder der Darm lange und gründlich ausgespült wird, bis getrunkenes Wasser den Körper ebenso klar wie es getrunken wurde, wieder verläßt.

Das Fasten unterstützt nicht nur den notwendigen körperlichen Reinigungsprozeß. Es beendet die vorhandene

Übersäuerung und entlastet gleichzeitig den Körper von der anstrengenden und Energie verbrauchenden Verdauung. Folge: Alle dem Körper innewohnenden Energien können sich vollständig auf die Heilung vorhandener Krankheiten – z. B. chronische Darmentzündung, Syphilis, eitrige Mittelohrentzündung oder was immer es ist – konzentrieren.

Im revolutionierten Gesundheitswesen wird dies dazu führen, daß die Ärzte mit diesen natürlichen Behandlungsmethoden auf das Sorgfältigste vertraut gemacht und Fastenzentren, Fastenkliniken eingerichtet, Fastenkurorte entstehen werden. Beherrscht wird diese Art der Behandlung Kranker nicht von der Furcht vor angreifenden schädlichen Bakterien oder Viren, vor Infektionsmöglichkeiten oder dergleichen, gestützt auf die unterstellte Unvollkommenheit der Schöpfung Gottes. **Beherrscht wird diese Art der Behandlung Kranker von dem unerschütterlichen und vollständigen Glauben daran – besser: Wissen darüber, daß die Schöpfung Gottes vollkommen ist, sich Entartungen in Krankheiten durch falsche Ernährung und sonstiges falsches Verhalten auf natürliche Weise wieder beseitigen lassen.** Diese natürliche Weise vertraut den jedem Körper innewohnenden Selbstheilungskräften – vorausgesetzt die Umstände werden auf natürliche Weise geschaffen – um sie wirksam werden zu lassen.

Die geschwächte oder eingebüßte körperliche Energie und Immunität wird wieder aufgebaut durch Aufnahme von menschengerechter, naturbelassener Nahrung (Frischkost) zu 100 %, auch in Form frisch gepreßter Obst- und Gemüsesäfte. Auf diese Weise wird die verloren gegangene Gesundheit in vollem Umfange auf ganz natürliche Weise wiedergewonnen. Das geschieht weder kostenträchtig noch nebenwirkungsreich, dafür aber zuverlässig mit Hilfe des jedem Körper innewohnenden Arztes. Dieser unfehlbare und weise Arzt schreibt keine Honorarrechnungen. Die für den menschlichen Körper vorgesehene Heilnahrung enthält keine Gifte. Die natürliche Ordnung ist vollkommen und deshalb gut und zuverlässig.

Daß Rohkost oder auch Frischkost die Heilnahrung par excellence ist, die fast alle menschlichen Erkrankungen und Süchte auf natürliche Weise heilt, haben nicht nur Tausende von Patienten an sich erfahren. Erprobt, erlebt und bezeugt haben es auch alle diejenigen Ärzte und sonstigen Heiler, die mit dieser natürlichen Methode Patienten von Erkrankungen fast jeglicher Art erfolgreich behandelt und geheilt haben.

Erinnert sei an dieser Stelle an Ärzte, Wissenschaftler und sonstige Personen, welche die »Rohkost als Therapie par excellence« für fast alle Krankheiten nicht nur erfolgreich praktiziert, sondern darüber auch als glaubwürdige Zeugen in Büchern und Schriften berichtet haben, wie z. B.:

Emmet Densmore, M.D. (1837–1911), Gustav Schlickeysen (1843–1893), John Henry Tilden M.D. (1851–1940), Professor Dr. med. Carl von Noorden (1858–1944), Adolf Just (1859–1936), Dr. med. Heinrich Lahmann (1860–1905), William Howard Hay M.D. (1866–1940), Arnold Jacob Ehret (1866–1922), Dr. med. Maximilian Oskar Bircher-Benner (1867–1939), Professor Dr. med. Hugo Salomon (1872–1954), Dr. nat. scient. h.c. Ragnar Berg (1873–1956), Professor Dr. med. Alfred Schittenhelm (1874–1954), Norman Wardhaugh Walker (1876–1985), Are Waerland (1876–1955), Sir Robert McCarrison M.D. (1878–1960), Professor Dr. med. Hans Eppinger (1879–1946), Dr. med. Max Bernhard Gerson (1881–1959), Dr. med. Dipl. Ing. Erwin

Hof (1881–1928), Kirstine Nolfi M.D. (1881–1957), Walter Thiele (1883–1966), Professor Dr. med. Louis Radcliffe Grote (1886–1960), Walter Sommer (1887–1985), Professor Dr. med. Martin Vogel (1887–1947), Professor Dr. med. Erwin Schiff (1891–1971), Professor Dr. med. Werner Kollath (1892–1970), Franz Johannes Scala (1892–1975), Professor Dr. med. Karl Kötschau (1892–1982), Professor Dr. med. Sigwald Bommer (1893–1963), Professor Dr. med. Karl Eimer (1893–1948), Dr. med. Joseph Evers (1894–1975), Herbert Macgolfin, Shelton (1895–1985), Dr. med. Max Paul (1896–1976), Dr. med. Hans Maximilian Malten (1897–1959), Ebba Margareta Waerland (1897–1981), Professor Dr. med. Alfred Brauchle (1898–1964), Dr. med. Dr. phil. Eugen Heun (1898–1974), Edward Howell M.D. (1898–1989), Professor Dr. med. Wilhelm Karl Heupke (1898–1977), Dr. med. Dr. phil. nat. Johannes Kuhl (1903–1968), Professor Dr. med. Friedrich Wilhelm Dittmar (1906–1995), Dr. med. Werner Tiegel (1908–1962), Ann Wigmore (1909–1994), Dr. med. Max Otto Bruker (1909–2001), Ernst Louis Günter (1910–1990), Dr. med. Dagmar Liechti von Brasch (1911–1993), Paavo Airola Ph.D. (1915–1983), Helmut Wandmaker (1916–2007), Dr. med. Leonhard Schlegel (1918), Franz Konz (1926), Dr. med. Johann Georg Schnitzer (1930), Professor Dr. rer. nat. Claus Leitzmann (1933), George Malkmus (1934), Guy Claude Burger (1934), Jean Huntzinger (1946) und Dr. med. habil. Dr. rer. nat. Karel Jan Probst (1948).

Das große Verdienst des Ernährungswissenschaftlers Dr. oec. troph. Edmund Semler (1973) ist es, Portraits dieser Rohkostvertreter mit Bild, Lebenslauf, ihren Erfahrungen, Äußerungen, Büchern und Schriften in seiner 2006 der Justus-Liebig-Universität Gießen vorgelegten Dissertation – neben dem sonstigen Inhalt seines 473 Seiten starken Werkes – festgehalten und zusammengestellt zu haben. Diese Arbeit, die auch als Buch erscheinen soll, trägt den Titel: »**Rohkost:** historische, therapeutische und theoretische Aspekte einer alternativen Ernährungsform«. Diese fünfjährige Fleißarbeit stützt sich auf mehr als 2.000 ausgewertete Fachbücher und Schriften zu diesem Thema. Allein das Literaturverzeichnis der umfangreichen Arbeit füllt engzeilig gedruckt 60 (!) Seiten.

Mit seiner Arbeit hat Edmund Semler unübersehbar die Wahrheit über den Wert der Rohkost als natürliche Universaltherapie für die Heilung fast aller Krankheiten dokumentiert und in wissenschaftliche Münze geprägt auf den Markt gebracht. Sie stellt damit auch einen gerichtsverwertbaren »Urkundenbeweis« in eventuell notwendigen Schadensersatzprozessen gegen Ärzte und Krankenhäuser dar, die ihren Patienten nicht ermöglichen, diesen Weg der natürlichen, kostengünstigen, nebenwirkungsfreien und zuverlässigen Heilung zu beschreiten und statt dessen mit den künstlichen, unbrauchbaren, kostenträchtigen, nebenwirkungsreichen und langwierigen Mitteln der bisherigen Schulmedizin gesundheitlich schädigen, auf Dauer schädigen oder gar töten.

Edmund Semlers sicherlich wohlüberlegte Liste von ihm mit ihren Erfahrungen und Werken portraitierten Rohkostvertretern läßt sich meines Erachtens noch um folgende bemerkenswerte und lesenswerte Protagonisten der wahren menschengerechten Nahrung und Heilkost ergänzen, denen ich neben vielen von Edmund Semler aufgeführten Persönlichkeiten durch Zitate in meinem Buch »Der Königsweg zu Gesundheit und hohem Alter« Gehör verschafft habe wie z.B.: Arjuna, Arshavir Ter Hovannessian, genannt Aterhov, Bernhard Bieder, Geoff Bond, Dres. Paul und Patricia Bragg, Jean Carper, Dr. Gabriel Cousens, Harvey und Marilyn Diamond, T. C. Fry, Charlotte Gerson, Patrick Geryl, Urs Hochstrasser, Peter Jentschura, Josef Lohkämper, Erwin Kaussner, Jay Kordich, Victoras Kulvinskas, Norbert Messing, Dr. Michael Murray, Christian Opitz, Siegfried Pagel, Galina Schatalova, Helmut Schimanski, Barbara Simonsohn, Reidar Tavarez, Gregor Wilz und David Wolfe. Auf Vollständigkeit wollen diese Aufzählungen keineswegs einen Anspruch erheben. **Sie machen jedoch unübersehbar sichtbar, daß sich die Rohkosttherapie als heilkräftige Therapia maxima für praktisch fast alle Krankheiten nicht mehr aus der Welt schaffen läßt, sondern an die Stelle der Vergiftungs- und Verstümmelungstherapien zu treten hat, mit denen die von der Natur gelöste Schulmedizin bisher Patienten traktiert, verstümmelt, geschädigt aber nicht geheilt hat!**

Die Therapia maxima wirkt naturgesetzlich und nicht künstlich. Für Naturgesetze aber gilt: Naturgesetze, die seit langem bekannt und erprobt sind, brauchen nicht mehr erforscht und durch Forschung als wahr und wirksam bewiesen werden. Und nochmals, um es unübersehbar zu unterstreichen: Die Existenz und Wirksamkeit bekannter Naturgesetze – z. B. alle Flüsse fließen bergab – braucht nicht mehr durch kontrollierte klinische Studien an verschiedenen Krankheiten geprüft zu werden.

Die Ohnmacht der in Wahrheit längst gescheiterten Schulmedizin hat sich nirgendwo derart offenbart wie in ihrem »Kampf« gegen die längst zur Volksseuche mutierte und an dritte Stelle getretene Todesursache, nämlich Krebs jeglicher Art. Behauptet wird – was längst bekannt ist – daß es ihr nicht gelungen ist, mit ihren, den menschlichen Körper verletzenden und verstümmelnden Mitteln (Stahl, Strahl und Chemie) die Krebskrankheiten zu heilen, geschweige denn das Leben der Patienten zu verlängern. Das seltene Überleben derartiger rabiater Therapien stellt ja keine Heilung durch sie dar.

Milliarden sind in die Forschung auf diesem Irrweg sinnlos verpulvert worden. Die »Krebsbehandlung« mit den Mitteln von Pharmazie, Stahl und Strahl selbst hat sich zu einem gigantischen Geschäft entwickelt, das jährlich weltweit Hunderte Milliarden verschlingt und umsetzt und deshalb – nicht um der Heilung von Patienten willen – mit Händen und Krallen von allen verteidigt wird, die daran verdienen. In den USA hat das sogar dazu geführt, daß Ärzte Krebs nur mit Stahl, Strahl und Chemie behandeln dürfen, wollen sie nicht eine Bestrafung und den Verlust ihrer ärztlichen Zulassung riskieren.

Davon, daß und wie der deutsch-jüdische Arzt Dr. Max Gerson (1881–1959) Krebs jeglicher Erscheinungsform im von der Schulmedizin aufgegebenen Endstadium unter Beachtung der Naturgesetze seinerzeit auf natürliche Weise geheilt hat, habe ich in meinem Buch »Der Königsweg zu Gesundheit und hohem Alter« berichtet, seine Therapie in deutscher Sprache dort erstmalig präzise beschrieben. Nicht ohne Grund bewertete der Nobelpreisträger, Professor Dr. Albert Schweitzer, im weisen Alter von 84 Jahren, Dr. Gerson – den man als gefährlichen Störenfried 1959 mit Arsen beseitigt hatte – in seinem Nachruf als eines der größten Genies in der Geschichte der Medizin!

Die notwendige Revolution im »Gesundheitswesen« wird von denjenigen durchgesetzt werden, deren Schicksale grundlegend verbessert werden sollen. Es sind die

gewaltigen Heerscharen von Kranken, die kostengünstig, nebenwirkungsfrei und auf natürliche Weise wieder gesund werden wollen, die es endgültig leid sind, Opfer des derzeitigen Gesundheitssystems zu werden, die intelligent genug sind, sich nicht mehr blenden zu lassen. Es sind alle Ärzte, denen ihre Nächstenliebe und nicht die Sucht nach Gelderwerb und die Befriedigung von Eitelkeit den Weg in diesen Beruf diktiert hat. Diese Ärzte leiden häufig und oft nicht unerheblich an der Erkenntnis, wohin sie in der Geiselhaft irregeleiteter Schulmedizin in Wahrheit geraten sind. Nicht von ungefähr soll sich die höchste Selbstmordrate in diesem Berufsstand finden. Zurufen möchte man allen diesen Menschen: »Werdet Revolutionäre im Gesundheitswesen in dem Maß, wie ihr euch selbst und euren Nächsten liebt!«

Beste Streithelfer dieser wahre Heilung suchenden Menschen und der notwendigen Revolution im Gesundheitswesen werden diejenigen in den Medien verantwortlich tätigen Mitarbeiter und Politiker sein, die zum ersten fähig sind, die Wahrheit zu erkennen und zum zweiten – geführt von ihrem unbestechlichen Gewissen – über die heute seltene Zivilcourage verfügen, sich für deren Realisierung zum Nutzen ihrer Mitmenschen einzusetzen. Entscheidende Bedeutung wird darüber hinaus der Rechtsprechung der Gerichte zukommen und damit unbefangenen, unkorrumpierbaren Richtern, die in der Lage sind, durch ihre Urteile in Arzthaftungsprozessen den berechtigten Interessen geschädigter Patienten oder ihrer Angehörigen zu dienen. **Die Tatsache, daß sich die heilkräftige Wahrheit – der Menschheit überaus nützlich – letztlich nie für alle Zeit verbergen läßt, wird den Erfolg dieser Revolution garantieren.**

Als Gegner dieser Revolution werden alle Vertreter der medizinischen Wissenschaft und ihrer Adepten, nämlich Schulmediziner, auftreten, die sich für Träger unanfechtbarer Dogmen und Wahrheiten halten, die es deshalb auch ablehnen, andere Ansichten ernstlich anzuhören oder zu diskutieren und alles davon Abweichende mit allen Mitteln bekämpfen. Mit viel Fleiß Gelerntes weiterzugeben, ebenso fleißig Gelerntes zu praktizieren unter fast völligem Verlust der Fähigkeit eigenen selbständigen Denkens, ist das Kennzeichen dieses gescheiterten Systems. Als Feinde dieser Revolution werden auch alle diejenigen in Erscheinung treten, die riesige Geldsummen auf dem Irrweg der Forschung, der Lehre und der Praxis der bisherigen Schulmedizin einstreichen. Dazu gehören dann natürlich neben den Schulmedizinern auch die Interessenvertreter der gewaltigen Pharmaindustrie, welche Millionen und Milliarden verdient an den von ihr produzierten gegen die Natur gerichteten Arzneimitteln, die in Wahrheit nur Gifte für den menschlichen Körper sind. Ist es anmaßend, überheblich, unangemessen oder zu viel behauptet, daß in dieser vor uns liegenden, notwendigen Auseinandersetzung die Kräfte des Lichtes mit denen der Finsternis zusammenprallen werden? Auf welcher Seite werden Sie – sind Sie kein »Laumann« – dabei stehen?

IV

Erfüllen die medizinischen Fakultäten der Universitäten ihre Aufgabe, Mittel und Wege zu finden und zu lehren, wie Krankheiten geheilt, anstatt nur behandelt werden?

Hat man erkannt, daß die Schulmedizin, die unter ca. 40.000 Namen rubrizierten chronisch-degenerativen Krankheiten nicht heilen, sondern nur kostenträchtig, langwierig und nebenwirkungsreich durch Vergiftung und Verstümmelung des menschlichen Körpers »behandeln« kann; geht man blauäugig davon aus, daß die seriöse Forschung und Lehre der medizinischen Fakultäten der Universitäten es sich zur Aufgabe gemacht haben, Mittel und Wege zu finden und zu lehren, wie die Körper der Menschen nebenwirkungsfrei gesund erhalten, soweit erkrankt, wieder geheilt werden können; weiß man sich selbst – oder glaubt man sich selbst – im Besitz des sensationellen Wissens, daß und wie sich fast alle diese als unheilbar geltenden chronisch-degenerativen Krankheiten unter Beachtung der Naturgesetze nebenwirkungsfrei heilen lassen, liegt es nahe zu versuchen, dieses Wissen den führenden Persönlichkeiten der Medizinischen

Fakultäten der Universitäten bekannt zu machen. Dies in der blauäugigen Annahme, daß es im Interesse der leidenden Menschen umgehend erforscht und gelehrt wird als eine eingetretene Revolution im Gesundheitswesen, in welchem dann nicht mehr Krankheitssymptome kostenträchtig, langwierig und nebenwirkungsreich behandelt (unterdrückt, betäubt oder verdrängt), sondern Krankheiten durch Beseitigung ihrer Ursachen tatsächlich geheilt werden!

Was mich selbst betrifft, bin ich meinem Gewissen gefolgt, diesen Versuch zu unternehmen, um jedenfalls nichts unversucht gelassen zu haben. Am 01.10.2002 schrieb ich deshalb fast alle Dekane der Medizinischen Fakultäten der mir bekannten Universitäten in Deutschland wie folgt an:

Betr.: Chronische, degenerative Krankheiten – aus der Sicht der Schulmedizin unheilbar – sind in Wahrheit heilbar.

Sehr geehrter Herr Professor!

Die Bevölkerung Deutschlands ist bekanntlich ebenso wie die der anderen industriell entwickelten Länder durchseucht von chronischen, degenerativen Krankheiten. Diese Krankheiten sind nach Auskunft der praktischen Ärzte gegenüber ihren Patienten unheilbar. Lediglich ihre Symptome lassen sich kostenträchtig und nebenwirkungsreich ggf. über Jahrzehnte bis zum jeweiligen Tod des Patienten behandeln mit dem Ziel, diese Symptome zu betäuben, zu lindern, zu verdrängen oder zu unterdrücken.

Welche Bedeutung wäre angesichts dieser Situation einer Therapie zuzumessen, die dem Körper hilft, seine geschwächten Selbstheilungskräfte wieder so aufzubauen, daß sie dem Körper des Patienten ermöglicht, ihn von der jeweiligen chronischen, degenerativen Krankheit nebenwirkungsfrei zu heilen? Wäre eine derartige Therapie im Vergleich zu den derzeitigen schulmedizinischen Therapien nicht sensationell und dürfte – gäbe es sie – von keinem Arzt seinem jeweiligen Patienten verschwiegen werden? Müßte sie dann nicht von jeder Universität in Deutschland erforscht, gelehrt, bekannt gemacht, erprobt und ggf. weiterentwickelt werden?

Unterstellt, ein deutscher Arzt hätte diese Therapie entdeckt, empirisch jahrzehntelang entwickelt, erprobt und damit Hunderten angeblich »unheilbaren« Patienten ermöglicht, durch Wiedergewinnung der Selbstheilungskräfte ihren Körper nebenwirkungsfrei von der jeweiligen Krankheit zu befreien. Welche Bedeutung wäre einem derartigen Arzt zuzumessen? Müßten Sie ihn und seine Therapie nicht kennen?

Diesen deutschen Arzt hat es tatsächlich gegeben. Als er 1959 – als deutscher Jude 1933 aus Deutschland vertrieben – in den USA verstarb, bekannte der weltberühmte Arzt und Friedensnobelpreisträger Professor Dr. Albert Schweitzer (1875–1965) schriftlich u.a.:

»Für mich war er eines der größten Genies in der Geschichte der Medizin ... In normalen Zeiten wäre es ihm möglich gewesen, seine Ideen viele Jahre lang als Professor an einer der bedeutendsten deutschen Universitäten auszubreiten. Studenten hätte er lehren können, die seine Forschungsergebnisse und Lehren weitergetragen hätten ... Wir kannten und schätzten ihn jederzeit als ein medizinisches Genie, das unter uns lebte ...«

Zur Zeit dieses seines neidlosen Bekenntnisses war der Zeitzeuge Albert Schweitzer 84 Jahre alt, ein erfahrener, kompetenter und weiser Mann, der wußte, was er äußerte, wenn er diesen Arzt als eines der größten Genies in der Geschichte der Medizin bewertete. Albert Schweitzer wußte auch genau, wovon er sprach, hatte er diesen Arzt doch jahrzehntelang persönlich gekannt. Nachdem Frau Helene Schweitzer 1922 an Lungentuberkulose erkrankt war, war dieses Leiden nach acht Jahren in ein nach dem Urteil größter zu Rate gezogener medizinischer Koryphäen in ein unheilbares Stadium getreten. Der Arzt, von dem hier die Rede ist, nahm sie 1930 in sein Sanatorium in Kassel auf und ermöglichte es ihrem Körper durch seine Therapie, sich restlos wieder selbst zu heilen. Frei von dieser »unheilbaren« Krankheit, lebte Helene Schweitzer noch 26 Jahre, starb erst 1957. Die Tochter Albert und Helene Schweitzers erkrankte an einer äußerst seltenen und quälenden Hautkrankheit, für die die medizinische Wissenschaft weltweit noch nicht einmal einen Namen gefunden hatte. Medizinische Koryphäen auf diesem Gebiet beurteilten diese Hautkrankheit als unheilbar. Der deutsch-jüdische Arzt, von dem hier die Rede ist, ermöglichte durch seine Therapie dem Körper der Patientin, sich ein für alle Mal von dieser Hautkrankheit zu befreien. Dr. Albert Schweitzer selbst erkrankte im Alter von 75 Jahren an Diabetes II. Alle zu Rate gezogenen medizinischen Koryphäen auf diesem Gebiet mußten ihm nach dem Stand schulmedizinischen Wissens bestätigen, daß diese Krankheit unheilbar sei. Nahezu arbeitsunfähig und deswegen zutiefst deprimiert, wandte sich Dr. Schweitzer an den hier in Rede stehenden deutsch-jüdischen Arzt. Dieser ermöglichte es dem Körper von Albert Schweitzer, sich durch seine Therapie von der Ursache dieser Krankheit nebenwirkungsfrei auf Dauer zu befreien und von Diabetes II zu heilen. Frei von dieser Zuckerkrankheit erwarb Albert Schweitzer einige Jahre später noch den Friedensnobelpreis, arbeitete und lebte noch weitere 15 Jahre, ehe er – 90 Jahre alt – am 4. September 1965 verstarb und in Lambarene neben seiner Frau Helene beerdigt wurde.

Es liegt nahe, daß der Zeitzeuge Dr. Albert Schweitzer aufgrund derartiger Erlebnisse sich mit der Person, dem Lebenslauf und dem beruflichen Lebensweg dieses deutsch-jüdischen Arztes genau beschäftigt hatte und bekannt war. Er wußte, daß Dr. Max Gerson am 18. Oktober 1881 in dem damals noch deutschen Wongrowitz geboren, seine Schulzeit als eine Art mathematisches Wunderkind abgeschlossen und danach Medizin an den Universitäten Breslau, Würzburg, Berlin und Freiburg studiert hatte. Ihm war bekannt, daß der schwer an Migräneanfällen leidende Max Gerson, dem seine Professoren diese Erkrankung als unheilbar bestätigt hatten, die Ursache dieser seiner Erkrankung dadurch behoben hatte, daß er sich kalorienarm von frischem Obst und rohem Gemüse ernährte, wobei er insbesondere Salz, Fett und geräucherte Speisen mied. Nach dem 1. Weltkrieg – an dem er als Sanitätsoffizier teilgenommen hatte – heilte Dr. Max Gerson Hunderte seiner Migräne-Patienten mit Hilfe dieser seiner »Migräne-Diät«. Seitdem steht fest, daß die aus der Sicht der Schulmedizin angeblich nach wie vor »unheilbare« Migräne durch eine Ernährungstherapie heilbar, bzw. daß eine dem menschlichen Körper gemäße Ernährung in der Lage ist, dem Körper zu ermöglichen, sich von der Migräne zu heilen. In der Bundesrepublik Deutschland leben heute ca. 8 Millionen an Migräne erkrankte, an ihren Migräneanfällen bitter leidende Patienten. Diesen wird der Wahrheit entgegen von ihren Ärzten erklärt, daß diese Erkrankung unheilbar ist, sie nur mit Mitteln der Pharmazie schmerzmildernd behandelt werden kann. Durch die zu häufige Einnahme bringen die Medikamente keine Linderung mehr, sondern führen häufig zu Dauerkopfschmerz, dem sog. Medikamenten induzierten Kopfschmerz. Eingeräumt wird, daß heute bereits 1-2 % der Bevölkerung – also wohl ungefähr 80.000 bis 160.000 Menschen in Deutschland – an Medikamenten induzierten Kopfschmerz leiden. Herausgestellt hat sich, daß die Einnahme von Analgetika (z. B. Aspirin, Paracetamol, Ibuprofen) im Durchschnitt nach fünf Jahren zum Dauerkopfschmerz führt. Schlimmer: Der Wirkstoff Ergofamin erzeugt diesen Effekt bereits nach zwei Jahren. Noch schlimmer: Die Substanzklasse der Triptane schon nach einem Jahr! Triptane gilt als ein hervorragendes Mittel zur Behandlung schwerer Migräne.

Sehr geehrter Herr Professor! Hier wird bereits sichtbar: Die orthodoxe Schulmedizin ist nicht in der Lage, die Ursache chronischer Migräne zu beheben und damit den Körper von dieser Erkrankung zu befreien oder gar zu heilen. Die wahre Ursache der Migräne kennt sie nicht. Sie beschränkt sich wie fast immer bei der Behandlung chronischer Leiden auf die Unterdrückung, Betäubung, Linderung der Symptome durch Medikamente mit Nebenwirkungen, die dann – im Falle der Migräne – als fatalste Nebenwirkung den Dauerkopfschmerz erzeugen können. Da die Ursache der Migräne jedoch durch Gersons »Migräne-Diät« nebenwirkungsfrei behoben und damit geheilt werden kann, dürfte es die vornehmste Pflicht der medizinischen Fakultät jeder Universität sein, dieses Wissen zu erforschen, zu lehren und weiterzuentwickeln, eingedenk des Kernsatzes von Hippokrates, dessen Jünger Dr. Max Gerson war:

»Eure Nahrung sei eure Medizin, die Medizin eure Nahrung!«

Bei der Behandlung seiner Migränepatienten entdeckte Max Gerson, daß dadurch auch der damals wie heute der Schulmedizin als »unheilbar« geltende Lupus vulgaris (Hauttuberkulose) nebenwirkungsfrei geheilt wurde. Professor Ernst-Ferdinand Sauerbruch, der seinerzeit der Lungentuberkulose durch seine Thoraxchirurgie zu begegnen suchte, ermöglichte es Max Gerson, an der Universitätsklinik in München unter seiner Aufsicht 450 unheilbar an Lupus vulgaris im fortgeschrittenen Stadium leidende Patienten mit seiner Therapie zu behandeln. Diese würde er als wirksam anerkennen, wenn auch nur in einem einzigen Fall das Fortschreiten der Erkrankung dadurch aufgehalten würde. Das Ergebnis dieser Behandlung von 450 an fortgeschrittenem Lupus vulgaris erkrankten Patienten mit der »Migräne-Diät« Dr. Gersons sprengte jedoch sensationell jeden Rahmen: 446 der 450 »unheilbaren« Lupus-Patienten, also 99 (!) %, genasen und erfreuten sich befreit von der quälenden, das Leben verkürzenden Hauttuberkulose, ihrer wiedergewonnenen Gesundheit. Desungeachtet erklärt die Schulmedizin bis zum heutigen Tage, Lupus vulgaris als unheilbar! Die Ärzte in der Bundesrepublik Deutschland behandeln kostenträchtig und nebenwirkungsreich ihre ca. 40.000 Lupus vulgaris Patienten langfristig bis zu deren – krankheitsbedingt früher eintretendem – Lebensende mit Mitteln der Pharmazie. Dergleichen erscheint mir schlechterdings unverantwortlich, nachdem im Bereich medizinischer Wissenschaft darüber auch öffentlich berichtet und dadurch öffentlich bekannt wurde, daß sich Lupus vulgaris auf natürliche Weise und ohne Nebenwirkungen durch die Gerson-Therapie heilen läßt.

Auf seinem weiteren Weg empirischen Forschens behandelte Dr. Gerson Lungentuberkulose mit seiner Therapie. Die auch dabei erzielten Heilungserfolge erschlossen Dr. Gerson die Erkenntnis der grundlegenden Wahrheit, daß die Ernährung des Körpers gemäß den unveränderbaren Gesetzen der Natur der entscheidende Schlüssel zu Krankheit und Gesundheit ist. Die Judenverfolgung in Deutschland durch die Nationalsozialisten veranlaßte Dr. Gerson 1933, Deutschland zu verlassen. Über Österreich und Frankreich als Zwischenaufenthalte wanderte er mit seiner Familie in die USA aus. 1934 erschien noch sein Buch in deutscher Sprache »Ernährungstherapie bei Lungentuberkulose« (Verlag Franz Deuticke, Leipzig und Wien), in welchem z. B. der Fall Helene Schweitzer unter Nr. 45 dokumentiert ist. Die Kost, die Dr. Gerson bei Tuberkulose verordnete, bestand nach seinen Angaben im wesentlichen aus einer salzlosen, richtig zubereiteten Kost aus frischem Obst und Gemüse, hauptsächlich roh und fein gerieben, sowie aus vielen frischen gepreßten Fruchtsäften, wie z. B. aus Orangen, Grapefruits, vor allem aber Apfelkarottensaft. Häufig wurden Einläufe gemacht und ein Mineralstoffgemisch verabreicht. Später wurde diese Kost auch ergänzt durch u. a. Buttermilch, Quark und Yoghurt. Wird diese nebenwirkungsfreie Behandlung bei Lungentuberkulose durch Beseitigung ihrer Ursache heute an den medizinischen Fakultäten deutscher Universitäten gelehrt? Wird sie in der medizinischen Praxis angewandt? Dr. Gerson heilte auch die Knochentuberkulose seiner Tochter Charlotte mit dieser Therapie.

Im Laufe seiner weiteren ärztlichen Tätigkeit stellte Dr. Gerson fest, daß es mit seiner Therapie möglich war, die verlorengegangenen Abwehr- und Selbstheilungskräfte von an jeder Art von Krebs erkrankten Körpern seiner Patienten wieder so aufzubauen und durch spezielle Kaffee-Einläufe so zu entgiften, daß sie jede Form von Krebs – auch im fortgeschrittenen Stadium – vollständig ausheilten. In seiner Praxis in New York fanden sich zu 90-95 % Krebskranke ein, die von der Schulmedizin mit Stahl, Strahl und Chemie austherapiert oder sich als inoperabel erwiesen und deswegen praktisch zum Sterben nach Hause geschickt worden waren. Bei diesen Krebspatienten gelang es ihm, bei etwa 50 %mit seiner weiter fortentwickelten Therapie die Ursache der Erkrankung zu beseitigen und damit dem jeweiligen Körper des Krebskranken zu ermöglichen, sich selbst von jeder Art von Krebs zu heilen! Dr. Gerson dazu in seinem Buch »Eine Krebs-Therapie – Fünfzig geheilte Fälle«, das binnen Kürze in zweiter Auflage in Deutschland erscheinen wird, u. a.:

»Dieser Prozentsatz wäre höher gewesen, wenn die Zusammenarbeit mit den Hausärzten und den Patienten selbst besser gewesen wäre und die Familie gegen eine so strenge Kost weniger Widerstand geleistet hätte. Immerhin mußte die Kost ziemlich lange durchgehalten werden ...«

Die von Dr. Gerson in seiner New Yorker Praxis erzielten Erfolge bei der Behandlung von Krebskranken jeglicher Art, die von der Schulmedizin bereits aufgegeben worden waren, waren geradezu sensationell und grenzten für außenstehende Betrachter ans Wunderbare. Hinzu kam die Erfahrung Dr. Gersons, daß es unmöglich war, mit dieser Therapie etwa nur »eine Krankheit« des jeweiligen Kranken zu heilen, sondern die Therapie dazu führte, daß der Körper des Kranken sich von jeglicher chronischen, degenerativen – aus der Sicht der Schulmedizin unheilbaren – Krankheit heilte. Festzuhalten bleibt also nochmals: Mit Hilfe der Gerson-Therapie ist es möglich, praktisch jede chronische, degenerative Krankheit, die damals wie heute von der Schulmedizin für unheilbar erklärt wird – lediglich auf Dauer kostenträchtig und neben-wirkungsreich behandelt wird – zu heilen! Ist dies alles unbekannt geblieben und unterdrückt worden, hat dies u. a. wohl folgende Ursache:

Zum quasi beruflichen Selbstmord hatte sich die Tatsache entwickelt, daß Dr. Max Gerson 1946 vor dem Senat als Zeuge zu Gunsten eines Gesetzentwurfes aufgetreten war, der vorsah, 100 Millionen Dollar bereitzustellen, um die führenden Krebsexperten der Welt zusammenzubringen, und damit die Suche nach Methoden zur Vorbeugung und Heilung von Krebs zu koordinieren. Zu diesem Zweck hatte Dr. Gerson dem Kongreß auch fünf von ihm mit seiner Therapie geheilte Krebspatienten vorgestellt, die zuvor von den Schulmedizinern als austherapiert oder unheilbar aufgegeben worden waren. Ein anderer Zeuge hatte Gersons Erfolge als geradezu wunderbar bezeichnet und den Senat aufgefordert, seine geplante Krebskommission gegen jegliche Einflußnahme durch bestehende medizinische Organisationen abzuschirmen. Der Direktor der Klinik, mit der Dr. Gerson damals zusammenarbeitete, hatte darüber hinaus vor dem Senat bekundet, eine konventionelle Krebstherapie sei – statistisch gesehen – letztendlich nicht besser als gar keine Behandlung. Als dann der Name Dr. Gersons seinerzeit auch noch für die öffentliche Kritik am medizinischen Establishment in den USA rekrutiert wurde, trat die AMA (American Medical Association), die damals gerade ihre Vorherrschaft in der amerikanischen Medizin etabliert hatte, auf den Plan und griff Dr. Gerson öffentlich so lange an, bis sie gewiß war, seinen Ruf als »Quacksalber« ruiniert zu haben. Diese Angriffe galten einem aus ihrer Sicht in der amerikanischen Öffentlichkeit einflußlosen, auf der

Flucht aus Deutschland in die USA emigrierten deutsch-jüdischen Arzt, der sich außerdem laut und unüberhörbar zu den Gesundheitsgefahren des Tabaks geäußert hatte, während Philip Morris der damals wichtigste Anzeigenkunde des »Journal of the American Medical Association« war.

Die AMA hatte sich so auch entschieden geweigert, auch nur einen der sorgfältig dokumentierten Forschungsberichte von Dr. Gerson oder dessen Fallstudien zu veröffentlichen. AMA-Mitgliedern (also nahezu der gesamte Berufsstand) drohten Laboratorien und Kliniken mit Boykott, wenn sie Aufträge von Dr. Gerson annahmen oder ihm Privilegien einräumten. Junge Ärzte, die bei Gerson studierten und seine Methode lernen wollten, schüchterte die AMA ein und drohte ihnen ebenfalls mit Boykottmaßnahmen für den Fall, daß sie sich mit dem »Abtrünnigen« einließen. Die AMA setzte auch durch, daß sich Gerson nicht gegen sein Berufsrisiko versichern konnte. Obwohl er Tausende von Schwerkranken behandelte, von denen natürlich auch viele starben, gelang es nie, ihn wegen eines »Kunstfehlers« anzuklagen, obwohl der New Yorker Ärzteverband seine Praxis mit dubiosen Begründungen insgesamt fünfmal eingehend überprüfte. Denn damals wie heute vertritt die Schulmedizin bekanntlich kategorisch die Auffassung, daß es keine Ernährungstherapie zur Heilung von Krebs gibt. Damals wie heute gehört Krebs aus der Sicht der Schulmedizin zu der Vielzahl chronischer, unheilbarer Krankheiten, die sich behandeln aber eben nicht heilen lassen. Folgerichtig unterdrückt die Schulmedizin bis heute die Gerson-Therapie oder warnt gar vor ihr als angeblich gefährlich, gestützt auf Tatsachenbehauptungen, die keiner Überprüfung standhalten, oft frei erfunden scheinen.

1952 referierte Dr. Max Gerson über seine Erfolge bei der Behandlung von aus der Sicht der Schulmedizin aussichtslosen Krebsfällen an der Universitätsklinik in Zürich anhand von Röntgenaufnahmen und anderen objektiven Untersuchungsbefunden. Darüber berichtete Dr. med. Karl Suter als einer seiner damaligen Zuhörer und damit Zeitzeuge in seinem Buch »Länger leben ohne zu altern« u.a. wie folgt:

»Nach seinem Vortrag war das ganze Auditorium so erschüttert und ergriffen von seinen Resultaten, daß alle wie geschlagen waren und nach langem Schweigen schließlich Professor Brunner sagte: ›Wenn wir alle perplex sind von den Erfolgen mit diesen einfachen Mitteln der Diät und wir mit unseren ungeheuren Aufwendungen nicht annähend an die Resultate von Gerson herankommen, so bewahrheitet sich hier erneut, daß das Große einfacher Natur ist.‹«

Nach seinem zweiten Vortrag beim Internationalen Krebskongreß in Deutschland im Oktober 1952 überreichte Professor Werner Kollath – der damalige »Ernährungspapst« in Deutschland – sein neuestes Buch »Die Ordnung unserer Nahrung« Dr. Gerson mit der Widmung: »In Dankbarkeit für Ihre Lehre: Das Unheilbare ist heilbar.« Prof. Kollath wußte genau, wovon er sprach. Ihm sind ausweislich seiner Bücher die Zusammenhänge zwischen der Ernährung des menschlichen Körpers einerseits und dessen Erkrankung andererseits auf das Beste bekannt.

Nachdem ihm das Manuskript seines Buches – von welcher Seite und zu welchen Zwecken auch immer – 1956 entwendet worden war, sah Dr. Gerson sich gezwungen, entgegen seiner ablaufenden Lebenszeit das gesamte Manuskript noch einmal niederzuschreiben, um öffentlich zu machen, daß es selbst in fortgeschrittenen Fällen eine wirksame Krebstherapie gibt. 1958 wurde dieses Buch unter dem Titel »A Cancer Therapy: Results of Fifty Cases« in den USA veröffentlicht. Sein weiteres Buch, welches die dokumentierte Veröffentlichung weiterer hundert geheilter Krebsfälle vorsah, konnte er nicht mehr vollenden. Der rassisch und in den USA beruflich von seinen Kollegen verfolgte und verfemte deutsch-jüdische Arzt Dr. Max Gerson starb am 8. Mai 1959 im Alter von 78 Jahren. Eine seiner drei Töchter, Charlotte, die ihn bereits zu seinen Lebzeiten als Gehilfin treu gedient hatte, bewahrte sein Lebenswerk in der ihr möglichen, in jeder Beziehung verdienstvollen Weise. Am 27. Juni 1978, 20 Jahre nach der ersten Veröffentlichung des Buches »Eine Krebs-Therapie« wurde unter ihrer Leitung das Gerson-Institut in San Diego, Kalifornien gegründet. Es dient dem selbstverständlichen Ziel, daß die Gerson-Therapie von der modernen Medizin als primäre Heilbehandlung bei Krebs und chronischen degenerativen Krankheiten anerkannt wird. Das gemeinnützige Institut berät Ärzte, die die Gerson-Therapie anwenden, von ihm lassen sich Bücher, Schriften und Videos beziehen. Gut dokumentierte Fälle unterstützen die Bemühungen, eine skeptische, aber neugierige Ärzteschaft zu überzeugen. Das Gerson-Institut hat eine Präsenz im Internet unter **www.gerson.org.** Seine Anschrift lautet: Gerson-Institute, 1572 Second Avenue, San Diego, CA 92101, USA. Charlotte Gerson initiierte auch die Gründung einer Gerson-Klinik im nahegelegenen Tijuana / Mexico. Dort sind im Laufe der Jahrzehnte hunderte Patienten jeglicher Krebserkrankung nicht nur mit der Gerson-Therapie behandelt sondern in diese so eingewiesen worden, daß sie die Möglichkeit erhielten – was die meisten von ihnen auch genutzt haben – ihre Körper wiederum so zu entgiften und dessen Abwehr- und Selbstheilungskräfte wieder so aufzubauen, daß er sich von der Erkrankung befreite. Die Ärzte dieser Klinik, die geheilten Patienten, stehen dafür als Zeugen jederzeit zur Verfügung. Dr. Gersons Buch ist inzwischen in verschiedene Sprachen übersetzt und in verschiedenen Ländern erschienen, wie z. B. in Japan und 1996 in Deutschland – herausgegeben vom Waldthausen-Verlag – unter dem Titel »Eine Krebs-Therapie – Fünfzig geheilte Krebsfälle«.

Der Enkel Dr. Gersons, Howard D. Straus, hat die Biographie Dr. Gersons auf das sorgfältigste erarbeitet. Sie erschien 2002 in den USA als Buch unter dem Titel »Dr. Max Gerson – Healing the Hopeless«. Charlotte Gerson, seine Mutter, stellte jahrzehntelang ihre Dienste und ihr Wissen in die Aufgaben des Gerson-Institutes und der Gerson-Klinik. In letzterer verströmte sie ihre Fürsorge und ihr Wissen in Vorträgen an die dort anwesenden Patienten. Sie hielt über die Therapie ihres Vaters auch Dutzende von Vorträgen vor daran interessierten Zuhörerschaften, zuletzt im Jahr 2002 im Alter von 80 Jahren in Irland, England, Italien und am 1. Juni 2002 in der Johann Wolfgang Goethe-Universität in Frankfurt am Main.

Ihren Vortrag dort begann sie damit, wie sich zwei angesehene, namhafte Professoren – unheilbar an Krebs erkrankt – mit Hilfe der Gerson-Therapie gestützt allein auf das Buch ihres Vaters selbst auf Dauer geheilt hatten. In Japan sei der Medizinprofessor Yoshihiko Hoshino M. O. aus Fukushima, an Darmkrebs erkrankt, 1992 operiert worden. Dabei habe man entdeckt, daß seine Leber bereits von Krebsmetastasen befallen war, es für ihn aus der Sicht der Schulmedizin keine Rettung mehr gegeben habe. Geheilt habe er sich daraufhin selbst mit der Gerson-Therapie, allein gestützt auf das ins Japanische übersetzte Buch ihres Vaters. Auf diesen Weg seiner Heilung habe der japanische Mediziner zwölf andere an verschiedenen Arten von Krebs (z.B. Gehirnkrebs) erkrankte Patienten erfolgreich mitgenommen. Sie habe er davon 1997 unterrichtet, ein Mann der 1992 unheilbar an Leberkrebs erkrankt gewesen war! Sein Verlag habe ihr das von ihm darüber in Japan veröffentlichte Buch übersandt. Michael Gearin Tosh, Professor an der Oxford-Universität – ein »Oxford-Don« – sei tödlich und unheilbar an Multiple Myeloma (eine Art Knochenkrebs) erkrankt gewesen. Kürzlich sei zunächst in England, dann in den USA sein Buch »Living Proof – A Medical Mutiny« erschienen. Darin beschreibe er, wie er sich gegen den Rat der größten Professoren der Schulmedizin, die ihm die tödliche Unheilbarkeit seiner Erkrankung offenbart hätten, mit der Gerson-Therapie geheilt habe. Das alles liege inzwischen acht Jahre zurück. Gesund und arbeitsfähig lehre er weiter an der Universität. Daraus folge: Mit Hilfe des Buches ihres Vaters sei dessen Therapie erfolgreich in der Praxis reproduzierbar. Das sei auch durch das Schicksal einer Patientin bewiesen worden, über das in der Presse berichtet wurde. Wegen Bauchspeicheldrüsenkrebs in fortgeschrittenem, unheilbaren Stadium zum Sterben nach Hause geschickt, habe diese Patientin sich mit Hilfe des Buches ihres Vaters selbst geheilt! Ich bin im Besitz einer Videoaufzeichnung dieses Vortrages.

Nach all dem drängen sich folgende Fragen auf:

1. Ist es an der Zeit, in der Nachfolge Dr. Gersons zu erkennen, daß praktisch alle – derzeit noch als »unheilbar« geltende chronische degenerative – Krankheiten, welche

die Ärzte auf Dauer kostenträchtig und nebenwirkungsreich mit Mitteln der Pharmazie behandeln, aber nicht heilen, sich durch die Gerson-Therapie durch Behebung der Krankheitsursache nebenwirkungsfrei heilen lassen?

2. Muß diese Methode der ursächlichen Heilung von an chronischen, degenerativen Krankheiten leidenden Patienten nicht grundsätzlich Vorrang haben vor der bloßen auf Dauer angelegten kostenträchtigen und nebenwirkungsreichen Behandlung der Symptome von Krankheiten, welche die Schulmedizin bisher für unheilbar hielt und hält?
3. Ist es an der Zeit, dieses bisher noch völlig unerhörte, aber notwendige Umsteuern in der Behandlung chronischer, degenerativer Krankheiten im Bereich medizinischer Wissenschaft und Praxis zu erforschen, zu lehren, bekannt zu machen und ggf. auch weiterzuentwickeln?
4. Ist es an der Zeit, die Ernährungswissenschaft als die entscheidende Grundlage jeder Prophylaxe und Heilung in den Lehrplan für alle Medizinstudenten und angehenden Ärzte aufzunehmen – gleich welcher Fachrichtung auch immer?
5. Ist es an der Zeit, darüber nachzudenken, wie sich dem deutsch-jüdischen Arzt Dr. Max Gerson posthum für seine außergewöhnlichen Verdienste danken läßt? Immerhin verbrachte er – nach Überzeugung Albert Schweitzers »eines der größten Genies in der Geschichte der Medizin« – den weit überwiegenden Teil seines Lebens als Deutscher in Deutschland, nämlich von 1881 bis 1933, also insgesamt 52 Jahre?

Sollte es insoweit nicht naheliegen, die sein Vermächtnis, die Erfahrungen und das Wissen über die Praxis der Gerson-Therapie seit Jahrzehnten auf das sorgfältigste hütende und verwaltende Tochter, Charlotte Gerson, zu einem Vortrag im Rahmen einer Veranstaltung in der Medizinischen Fakultät einzuladen? Sie spricht fließend Deutsch und ist wie folgt zu erreichen: Charlotte Gerson Straus, 355 Greenwood Place, Bonita, CA 91902, USA, Tel.: 001/619/656-2504. Im September 2003 wird sie – dann 81 Jahre alt – zu Vortragszwecken Europa besuchen.

Im übrigen stehe ich selbst zu jeder gewünschten Rückfrage in dieser Angelegenheit jederzeit zur Verfügung.

Mit vorzüglicher Hochachtung!

gez. G. Meinecke

Diesem sicher nicht alltäglichen Schreiben fügte ich als Erklärung meiner Motivation als Postscriptum hinzu:

PS: Was hat mich zu diesem sowohl für den Absender als auch den Empfänger sicherlich nicht alltäglichen Schreiben veranlaßt? Warum ist das Gedankengut Dr. Max Gersons gerade bei mir auf fruchtbaren Boden gefallen? Als Rechtsanwalt habe ich über Jahrzehnte Tausende Patienten in angenommenen oder tatsächlichen Behandlungsfehlerfällen gegen Ärzte und Krankenhäuser beraten und vertreten. Aufgrund dieses beruflichen wie auch eigenen persönlichen Interesses habe ich mich mit Fragen der Erhaltung und Wiederherstellung der Gesundheit beschäftigt. Ich selbst lebe allerdings seit 45 Jahren krankheitsfrei und habe in dieser Zeit nie einen Arzt – den Zahnarzt ausgenommen – in Anspruch nehmen müssen, ich war immer gesund. Inzwischen bin ich 76 Jahre alt, habe mich aus der unmittelbaren Tätigkeit der Beratung und Vertretung einzelner Patienten zurückgezogen und dieses Feld als Seniorpartner unserer Kanzlei meinen Söhnen überlassen. Geblieben aber ist die Leidenschaft zu helfen durch Suche nach Wahrheit und Gerechtigkeit auf dem Gebiet der Erhaltung und Wiederherstellung der Gesundheit und zu diesem Zweck der Aufdeckung ärztlicher Behandlungsfehler, jetzt nicht mehr im Einzelfall, sondern – gestützt auf die Summe meiner in Jahrzehnten gewonnenen Erkenntnisse und Erfahrungen – derjenigen im ganzen System orthodoxer, schulmedizinischer Behandlungen. Den Hauptfehler im Kern des orthodoxen schulmedizinischen Wirkens sehe ich seit langem darin, daß sie sich auf die nebenwirkungsreiche »Bekämpfung und Linderung der Symptome« von Krankheiten beschränkt, deren Ursachen sie nicht kennt und deshalb nicht beheben kann.

Bei dieser meiner Tätigkeit stieß ich auf den der Allgemeinheit nahezu vollständig unbekannt gebliebenen, rassisch und von seinen Arztkollegen beruflich verfemten und verfolgten deutsch-jüdischen Arzt Dr. Max Gerson (1881–1959), der jahrzehntelang von der Schulmedizin als unheilbar aufgegebene, an Krebs erkrankte Patienten behandelt und geheilt hat. Ihm war es gelungen, die Ursache der Krankheit zu erkennen und durch seine, von ihm entwickelte »Gerson-Therapie« wirksam zu beheben. Kern und Angelpunkt der von Dr. Gerson mit Erfolg praktizierten Heilbehandlung war die von ihm durch praktische Erfahrungen als Arzt gewonnene Erkenntnis, daß die Ursache aller dieser Krankheiten sind: Mangel der Abwehr und Selbstheilungskräfte des Körpers durch unnatürliche und deswegen unzureichende und fehlerhafte Ernährung einerseits und dadurch verursachte Vergiftung (Verschlakkung) des Körpers andererseits.

Können Schulmediziner dies aufgrund der von ihnen während ihres Studiums erworbenen Sicht der Dinge nicht erkennen und nicht nachvollziehen, hat mich Dr. Gersons Heilmethode und die sie stützende Grunderkenntnis jedoch im Gegensatz zu allen sonstigen mir bekannten alternativen Behandlungsmethoden chronischer, degenerativer Krankheiten bis hin zum Krebs sofort überzeugt, so mag das an dem von mir in über 70 Lebensjahren als Wahrheit gewonnenen Weltbild liegen. Zu diesem gehört u. a. das mich völlig überzeugende Naturgesetz, daß Gottes Schöpfung vollkommen ist, so vollkommen wie Gott selbst vollkommen ist. Dazu gehört für jedermann erkennbar, daß jedes Tier in freier Wildbahn, geleitet von seinem Instinkt, sich seiner jeweiligen Art entsprechend verhält und die seinem Körper – und eben keinem anderen Körper – gemäße Nahrung findet und frißt. Da Gottes Schöpfung vollkommen ist, hat dies zur Folge, daß die Körper der Tiere in freier Wildbahn auf Lebenszeit gesund und frei von chronischen, degenerativen Krankheiten bleiben. Gesundheit und Vollkommenheit sind im Bereich der in freier Wildbahn lebenden Tiere die Norm. Sie sind auf die Existenz eines milliardenschweren Gesundheitswesens mit Krankenhäusern, Kuranstalten, Rehabilitationszentren, Ärzten zahlreicher Fachrichtungen, chirurgischen und medikamentösen Behandlungen – von Bestrahlungen und Chemotherapie ganz abgesehen – nicht angewiesen. Sie benötigen keinen Zahnersatz, keine Brillen, keine Bypaß-Operationen, keine künstlichen Hüftgelenke, keine Stöcke oder Krücken. Kurzum: Die in freier Wildbahn lebende Tierwelt – man denke nur an jene, die

Afrikas Savannen bevölkert – ist frei von Krankheiten und sieht sich – frei von Krankheiten – nicht gezwungen, zu versuchen, im Interesse der Gesundheit ihrer Körper Gottes Schöpfung und damit Gott selbst auf medizinisch-pharmazeutischem Wege ständig und ununterbrochen Nachhilfeunterricht zu erteilen. Gottes Schöpfung ist vollkommen. Nachhilfeunterricht durch den Menschen bedarf Gottes Schöpfung und damit Gott selbst nicht.

Sind die Körper der Menschen der modernen Industriegesellschaften dagegen durchseucht von chronischen, degenerativen Krankheiten, so muß dies in ihrem Verhalten, insbesondere der Art der Ernährung ihrer Körper liegen. Denn: Ist es richtig, daß Gottes Schöpfung vollkommen ist, dann ist auch der Körper des Menschen vollkommen geschaffen, bleibt zeitlebens gesund, heilt jede Krankheit durch die ihm innewohnenden Selbstheilungskräfte; denn das sind die stärksten Kräfte im Körper überhaupt, vorausgesetzt, der menschliche Körper wird auf die ihm von der Schöpfung zugedachte natürliche Weise behandelt und vor allen Dingen auch ernährt.

Von diesen Prämissen ausgehend, liegt die Erkenntnis nahe, daß es neben dem artgerechten Verhalten (frische Luft, Bewegung, artgerechtes Bewußtsein etc.) die jeweils artgerechte Ernährung des Körpers ist, die es den vollkommen geschaffenen Körpern der Lebewesen auf dieser Erde ermöglicht, sich in einem ständigen Prozeß des Werdens und Vergehens zu erhalten, sich selbst zu heilen und zu reparieren. Daraus folgt dann die weitere Erkenntnis, daß die von einem Heer von chronischen Krankheiten jeglicher Art ständig geschlagene Menschheit nicht artgerecht lebt, ihre Körper nicht richtig behandelt, in erster Linie nicht richtig ernährt, die von ihr aufgenommenen

Nahrungs- und Genußmittel deswegen im Körper einerseits Mangelzustände und andererseits Verschlackung bzw. Vergiftung erzeugen, Abbau und Schwächung der natürlichen Selbstheilungskräfte des Körpers in erster Linie die Ursachen der chronischen Erkrankungen der menschlichen Körper sind. Von daher gesehen ist auch jeder Mensch für die Erhaltung bzw. Wiederherstellung der Vollkommenheit und damit der Gesundheit seines Körpers in erster Linie selbst verantwortlich.

Was ist nun die von der Schöpfung für den menschlichen Körper vorgesehene natürliche Ernährung? Der berühmte Anthropologe Dr. Alan Walker von der John Hopkins University stellte bei seinen Untersuchungen fossiler Zähne unserer Vorfahren fest: »Ohne Ausnahme war jeder untersuchte Zahn von den Menschen die vor 12 Millionen Jahren bis hin zum »Homo erectus« lebten, der eines Früchteessers.« Die Gene und Zellen des menschlichen Körpers haben sich über die Millionen von Jahren nicht verändert, soweit sie die Art seiner artgerechten Ernährung betreffen. So kam auch der berühmte Naturforscher Ernst Haeckel (1834–1919) zu der Erkenntnis, daß der Mensch von Haus aus selbstverständlich ein Früchteesser sei.

Die Koryphäen der heutigen Ernährungswissenschaft haben längst erkannt: Alle durch Kochen, Dämpfen, Braten und Grillen erhitzte Nahrung ist tot, ist in dieser behandelten und veränderten Form nicht die für den menschlichen Körper von der Natur vorgesehene Nahrung. So zerstört z.B. das Erhitzen von Lebensmitteln über 41 Grad Celsius u.a. alle darin enthaltenen Enzyme, die als Radikalenfänger entscheidend für die Immunitätsstärke des Körpers und seine Langlebigkeit verantwortlich sind. Ausgefällt werden Mineralstoffe und Spurenelemente, Vitamine weitgehend unwirksam, Fermente, das lebende Eiweiß, die ungesättigten Fette, die energiereichen Kohlenhydrate, die Vital- und Aromastoffe zerstört. Jeder, der sich sorgfältig mit der natürlichen Ernährung des menschlichen Körpers beschäftigt hat, weiß auch, daß dieser zur Aufnahme von Nahrung aus Fleisch und allen daraus gewonnenen Produkten nicht geschaffen ist. Er verfügt z. B. nicht über den kurzen Darm von Raubtieren, der u. a. dafür sorgt, daß diese Art von Nahrung den Körper wieder verläßt, bevor der Kot zu verfaulen, zu stinken beginnt, wie z. B. verzehrtes Fleisch im menschlichen Darm, der für derartige Nahrung nicht geschaffen, viel zu lang ist. Wer sich intensiv mit den unveränderlichen Gesetzen der Natur bezüglich der richtigen Ernährung des menschlichen Körpers befaßt und selbst praktiziert, erkennt und erfährt am eigenen Leibe – wie ich selbst –, daß es keinen gesünderen, keinen krankheitsfreieren, keinen ausdauernderen, keinen leistungsfähigeren Körper gibt als den, der in erster Linie aus Rohkost mit Früchten und auch Gemüsen ernährt worden ist. Während früher nahezu jeder einen Patienten behandelnde Krebsarzt diesem auf die Frage, was er essen solle, antwortete, daß sei vollkommen egal, er könne essen, was er wolle, da die Ernährung mit der Krebserkrankung nichts zu tun habe, dämmert auch im Bereich der Schulmedizin anscheinend langsam eine andere Erkenntnis auf: Von Krebsgesellschaften und Medien wird etwa seit zwei Jahren verbreitet, wer täglich mindestens fünf Portionen Obst und Gemüse als Teil einer gesunden Ernährung esse, könne das Risiko für die Entwicklung von Krebserkrankungen reduzieren. Das gelte auch für Kreislauferkrankungen, Fettleibigkeit, Bluthochdruck, Diabetes mellitus, Gicht oder Rheuma.

Wer die Prophylaxewirkung der dem menschlichen Körper von der Natur her zugemessenen richtigen Ernährung erkannt hat, dem muß sich auch beim Weiterdenken die Wahrheit erschließen, die sich Dr. Max Gerson als »Hippokrates-Jünger« erschlossen hat: Mit der zu Therapiezwekken verfolgten massiven Überflutung des menschlichen Körpers mit ihm gemäßen, lebendigen Nahrungsstoffen aus Obst und Gemüse in flüssiger Form einerseits und der Entgiftung des Körpers andererseits lassen sich die verloren gegangenen Abwehr- und Selbstheilungskräfte so wieder aufbauen, daß sie den menschlichen Körper von jeder chronischen, degenerativen Krankheit bis hin zum Krebs – selbst im fortgeschrittenen »unheilbaren« Stadium – befreien, solange der Punkt des »no return« noch nicht überschritten ist.

gez. G.M.

Am 07.10.2002 schrieb mir der Dekan des Fachbereiches Medizin der **Universität Hamburg**, Dr. Christoph Wagener:

Betr.: Würdigung der Tätigkeit von Dr. Max Gerson im Bereich chronischer, degenerativer Krankheiten; Ihr Schreiben vom 01.10.2002

Sehr geehrter Herr Dr. Meinecke!
Haben Sie herzlichen Dank für Ihr Schreiben, in dem Sie ausführlich über Leben und Wirken von Herrn Dr. Max Gerson berichten. Ihre Ausführungen und Anregungen zu diesem Thema erscheinen uns sehr interessant. Wir werden Ihre Vorschläge daher eingehend prüfen und uns anschließend ggf. mit Ihnen in Verbindung setzen.
Mit freundlichen Grüßen

gez. Prof. Dr. C. Wagener

Seitdem sind mehr als 5 Jahre vergangen. Weiteres habe ich jedoch nicht mehr gehört.

Am 09.10.2002 schrieb mir der Dekan der Medizinischen Fakultät der **Rheinischen Friedrich-Wilhelms-Universität in Bonn:**

> Sehr geehrter Herr Dr. Meinecke!
> Vielen Dank für Ihren langen Brief. Sollte sich Frau Gerson in Deutschland befinden, teilen Sie uns das doch am besten mit. Allerdings sehe ich derzeit in der Fakultät keinen Fachvertreter, der Frau Gerson zu einem Vortrag einladen könnte.
> Mit freundlichem Gruß
> Ihr gez. T. Sauerbruch

Am 12.10.2002 schrieb mir der Dekan der Medizinischen Fakultät der **Humboldt-Universität zu Berlin**, Professor Dr. med. Joachim W. Dudenhausen:

> Sehr geehrter Herr Dr. Meinecke!
> Vielen Dank für Ihr engagiertes Votum, das ich mit großem Interesse gelesen und mit der Bitte um eine Stellungnahme an unsere Fachvertreterin weitergeleitet habe. Von dieser wird Ihnen kurzfristig ein Bescheid zugehen,
> Mit freundlichen Grüßen
> Gez. Prof. Joachim W. Dudenhausen
> Dekan

Seitdem sind über 5 Jahre vergangen. Weder kurz- noch langfristig ist mir seitdem irgendein Bescheid zugegangen.

Unter dem 21.10.2002 schrieb mir der **Ärztliche Direktor** der Medizinischen Klinik und Poliklinik des **Universitätsklinikums Heidelberg,** Prof. Dr. med. Walter E. Haefeli:

Ihr Schreiben vom 01.10.2002 an den Dekan der Medizinischen Fakultät Heidelberg chronisch-degenerative Krankheiten ...

Sehr geehrter Herr Dr. Meinecke!
Von unserem Dekan habe ich Ihre breit dokumentierten Ausführungen erhalten, die auch ich mit Interesse gelesen habe. Die von Ihnen aufgeworfenen Fragen sind tatsächlich stimulierend und wir werden gerne auf Ihre Anregungen zurückkommen, falls sich die Gelegenheit dazu ergeben sollte.

Auch im Namen des Dekans bedanke ich mich bestens für Ihr Schreiben. Ich habe die angegebene Homepage studiert und die Anschrift von Frau Charlotte Gerson gerne notiert.

Mit freundlichen Grüßen!

gez. Prof. Dr. med. Walter E. Haefeli

Seitdem sind mehr als 5 Jahre vergangen. Weiteres habe ich nicht mehr gehört.

Am 22.10.2002 schrieb mir der Dekan der Medizinischen Fakultät – Bereich Humanmedizin der **Georg-August-Universität Göttingen**, Prof. Dr. M. Dr. Droese:

Vortragsreihe Ihrer Mandantin Charlotte Gerson
Chronische, degenerative Krankheiten, Ihr Schreiben vom 01.10.2002

Sehr geehrter Herr Rechtsanwalt Dr. Meinecke!
Ich bedanke mich für Ihr Schreiben vom 01.10.2002, das ich an die zuständigen Fachvertreter in meinem Hause weitergeleitet habe.

An unserer Fakultät ist es üblich, daß die Fachvertreter selbst zu Vorträgen einladen.

Ich hoffe, daß Ihre Mandantin Resonanz auf den von Ihnen unterbreiteten Vorschlag erhalten wird.

Mit freundlichen Grüßen !

gez. Prof. Dr. M. Droese
Dekan

Seitdem sind mehr als 5 Jahre vergangen. Eine weitere Resonanz erfolgte nicht.

Unter dem 21.11.2002 schrieb mir der Dekan der Medizinischen Fakultät der **Universität Regensburg**, Prof. Dr. H. Wolf:

Chronische, degenerative Krankheiten
zu Ihrem Schreiben vom 01.10.2002

Sehr geehrter Herr Dr. Meinecke!
Haben Sie vielen Dank für die Übersendung Ihrer ausführlichen Erläuterungen zur Heilbarkeit chronisch-degenerativer Erkrankungen. Ich werde versuchen, mit den Kollegen der Fakultät einen geeigneten Zeitpunkt für einen Vortrag zu terminieren und mich dazu ggf. direkt an Frau Charlotte Gerson Straus wenden.

Mit freundlichen Grüßen

Prof. Dr. H. Wolf
Dekan

Seitdem sind ebenfalls mehr als 5 Jahre vergangen. Eine weitere Reaktion erfolgte nicht. Der Dekan der Medizinischen

Fakultät der **Heinrich-Heine-Universität Düsseldorf** übersandte mir den in englischer Sprache im Internet verbreiteten OTA-Report von 1990. In ihm war alles zusammengefaßt, was sich aus der Sicht der »Wächter« – und damit der orthodoxen Medizin – über »Quacksalber« und damit gegen die Gerson-Therapie vorbringen läßt, um diese ab ovo ihrer Wirkung zu berauben und zu unterdrücken. Dazu teilte er mir u. a. mit, der von ihm eingeschaltete Experte für Heilverfahren, die außerhalb der üblichen medizinischen Therapie stehen, habe zurückhaltend reagiert. Geltend gemacht habe er insbesondere, daß die große Zahl von Krankheiten, die von der Gerson-Methode geheilt werden sollen, nachdenklich stimme. Von den anderen Dekanen der von mir angeschriebenen **Universitäten aus Erlangen, Frankfurt, Greifswald, Halle, Hannover, Köln, Trier, Ulm und Würzburg** erhielt ich keinerlei Antwort.

Dieser Sachverhalt wirft die Frage auf, wie das Verhalten der Dekane der Medizinischen Fakultäten deutscher Universitäten auf mein Schreiben vom 01.10.2002 zu beurteilen ist. **Festzuhalten bleibt zunächst: Die Medizinischen Fakultäten der von mir angeschriebenen Universitäten – das waren fast alle in Deutschland – können – zumindest seitdem – nicht behaupten, Dr. Max Gerson und seine Therapie, die geeignet ist, auf natürliche Weise nebenwirkungsfrei jede als angeblich unheilbar geltende chronisch-degenerative Krankheit (daran leiden immerhin etwa 85–95 % aller Kranken) zu heilen, sei ihnen unbekannt. Das Gegenteil ist dokumentarisch bewiesen, festgehalten und hier veröffentlicht.**

Abgesehen davon können in Deutschland der Wissenschaft weder das Buch von Dr. Max Gerson »Eine Krebstherapie – Fünfzig geheilte Fälle« noch die Bücher und Schriften der überaus zahlreichen Ärzte und anderen Autoren unbekannt geblieben sein, die mit der Rohkosttherapie aus der Sicht der Schulmedizin unheilbare chronisch-degenerative Krankheiten jeglicher Art erfolgreich und nebenwirkungsfrei geheilt haben und über die Dr. oec. troph. Edmund Semler – wie im vorhergehenden Kapitel dieses Buches dargelegt wurde – berichtet hat.

Festzuhalten bleibt: Aufgabe der Wissenschaft ist es, die Wahrheit zu erforschen, die Aufgabe der Medizin als Naturwissenschaft durch Beobachtung und Erforschung der Gesetze der Natur. Die Medizinischen Fakultäten der Universitäten erfüllen ihre Kernaufgabe der Wahrheitsfindung auf diesem Gebiet der Entdeckung von Krankheitsursachen und deren Heilung offensichtlich nicht. Die Ernährungstherapie, die Therapia maxima, wird bisher weder erforscht, geschweige denn gelehrt oder praktiziert.

Was sind die Gründe dafür? Muß man die Zungen als böse bezeichnen, die behaupten, die Medizin sei in Wahrheit gar keine Wissenschaft. Sie ähnele eher einer Religion. Sie bräche deshalb zusammen, wenn an sie nicht mehr geglaubt werde? Ist den Medizinwissenschaftlern selbständiges, eigenverantwortliches Denken verloren gegangen? Gibt es dort etwa eine Art Political Correctness, welche die Ernährungstherapie, die Therapia maxima, welche in der Lage ist, nahezu alle chronisch-degenerativen Krankheiten zu heilen anstatt kostenträchtig, langwierig und nebenwirkungsreich nur zu behandeln, unbeirrbar seit Jahrzehnten als angeblich ungeeignet erklärt, wenn nicht gar verteufelt? **Haben Kritiker recht, die behaupten, im Bereich der Medizin und der sie weitgehend beherrschenden Pharmaindustrie gehe es in Wahrheit gar nicht um die Heilung von Krankheiten der an chronisch-degenerativen Krankheiten leidenden**

Menschen, sondern ausschließlich darum, wie sich durch langfristige, vergiftende, verstümmelnde Therapien aus den Erkrankten das meiste Geld ziehen lasse? Ist dieser Verdacht nicht bis zur Gewißheit verdichtet worden durch die Äußerung des Prof. D. in der Fachzeitschrift »Deutsches Ärzteblatt« (20.09.2002, S. 2464), dem hochoffiziellen Standesorgan der Ärzte, der entnommen werden konnte »zwecks Erschließung neuer Märkte müßten alle Gesunden in Kranke umgewandelt werden?« Welche Rolle spielt dabei der mächtige, allzu mächtige Einfluß der Pharmaindustrie, die mit ihren Pharmaka, also ihren chemischen Giften, die als Medizin an die Patientenheere vermarktet werden, Millionen und Milliarden verdienen will? Sind die medizinische Wissenschaft, die von ihr ausgebildeten Ärzte und mit ihnen Medien und Politik unter der Peitsche Gottferner Angst und Furcht vor Krankheiten, Leiden und finanziellen Einbußen in die Geiselhaft ökonomischer Interessen geraten, eine Angst und Furcht, die von der milliardenschweren pharmazeutischen Industrie von Zeit zu Zeit in geradezu hysterische Höhen getrieben wird? **Haben diejenigen recht, welche behaupten, diese in der Realität anzutreffende Wirklichkeit und die in ihr herrschende Blindheit aller im Gesundheitswesen, Medien und Politik verantwortlich Tätigen beweise, daß der Teufel hohnlachend unsere Welt regiere?**

Wie ist es zu erklären, daß der von Charlotte Gerson, der Tochter Dr. Max Gersons, initiierte Dokumentarfilm »The Gerson Miracle« (Das Gerson-Wunder) im Jahr 2004 unter 2000 Dokumentarfilmen zwar den »Golden Palm Award«, den 1. DokumentarFilmpreis – vergleichbar dem »Oscar« unter den Spielfilmen – des Beverly Hills Film Festivals in den USA erwarb, jedoch dieser Film über Existenz und Wirkungsweise der Gerson-Therapie dem breiten Publikum unbekannt blieb, weil niemand wagte, (warum wohl nicht?) ihn im Fernsehen auszustrahlen? Warum wurde er nicht auf Deutsch synchronisiert und vom Fernsehen in Deutschland ausgestrahlt und, wegen seiner außerordentlichen Bedeutung immer wieder ausgestrahlt? Ist je ein mit dem »Oscar« ausgezeichneter Spielfilm dem breiten Publikum vorenthalten worden? Die Antwort ist überaus einfach zu finden. Sie lautet: Der erstgenannte Dokumentarfilm ist beim Bekanntwerden seines Inhaltes geeignet, daran mitzuwirken, das Riesengebäude der milliardenschweren Pharmaindustrie und der sie stützenden medizinischen Wissenschaft und aller im heutigen Gesundheitswesen tätigen Ärzte und sonstigen Personen ins Wanken zu bringen, wenn nicht gar weitgehend zu vernichten. Im Gegensatz dazu ist der »Oscar«-gekrönte Spielfilm allein geeignet, Millionen und abermals Millionen von Dollar einzuspielen. Folgerichtig erlitt die Fortsetzung des Dokumentarfilms über das Gerson-Wunder der noch bessere Film »Dying to Have Known« (»Sterben aus Unwissenheit«), den ebenfalls Kroschel-Films 2006 in den USA auf Initiative von Charlotte Gerson produzierte, dasselbe Schicksal, dem breiten Publikum unbekannt zu bleiben!

Wer sich angesichts all dessen für Dr. Max Gerson interessiert, dem sei verraten, daß sein Enkel Howard Straus, Sohn von Charlotte Gerson, umfangreich das Leben Dr. Max Gersons in dessen Biographie »Dr. Max Gerson – Healing the Hopeless« beschrieben hat. Ins Deutsche übertragen, erschien sie 2008 im AKSE-Verlag unter dem Titel: »Dr. Max Gerson Eine Biographie«, während ich die den Naturgesetzen Rechnung tragende »Gerson-Therapie« erstmals im deutschen Sprachraum in meinem Buch »Der Königsweg zu Gesundheit und hohem Alter – heilsame Wahrheiten«

so präzise beschrieben habe, daß sie von jedermann nachvollzogen werden kann. Im August 2007 erschien dann in den USA das Buch von Charlotte Gerson und Beata Bishop »HEALING The Gerson Way – Defeating Cancer and Other Chronic Diseases«, das in viele Sprachen übersetzt werden und in vielen anderen Ländern erscheinen wird.

Es ist Sache der notwendigen Revolution im Gesundheitswesen, dafür zu sorgen, daß die Therapia maxima, die Ernährungstherapie, mit lebendiger, naturbelassener Frischkost an die erste Stelle der Heilbehandlung aller chronisch-degenerativen Krankheiten – bis hin zum Krebs auch im Endstadium – tritt. Die kostenträchtige, langwierige, nebenwirkungsreiche Behandlung – nicht Heilung – aller chronisch-degenerativen Krankheiten mit den Mitteln von Pharmaindustrie, Stahl und Strahl sollte ausschließlich den Patienten vorbehalten bleiben, die nach Aufklärung über Existenz, Art und Wirkung diese der erstgenannten Therapie vorziehen.

Der Presse und dem Fernsehen ist – wie allen Medien – in der meinungsfreien Demokratie eine ganz entscheidende Wächterfunktion zugefallen. Hat die Furcht vor Annoncenentzug durch die Pharmaindustrie, oder eine unangebrachte Ärztegläubigkeit sie auf dem hier notwendigen Auge blind gemacht? Dieser Verdacht und der Verdacht mangelnder Zivilcourage liegt nahe! **Denn niemand kann bestreiten, daß es eine absolute, die Öffentlichkeit wie nichts anderes interessierende Sensation ist, daß alle chronisch-degenerativen Krankheiten bis hin zum Krebs im Endstadium – unheilbar nach Ansicht der Schulmedizin – sich in Wahrheit auf natürliche Weise nebenwirkungsfrei heilen lassen und ebendies vor der breiten Öffentlichkeit systematisch verborgen gehalten wird!**

V

Die Revolution im Gesundheitswesen bietet Heil- bzw. Kurbädern ungeahnte Entwicklungsmöglichkeiten

Kliniken und Krankenhäuser – besetzt mit Schulmedizinern – sind seit Jahrzehnten darauf eingeschworen, die in ihnen Heilung und Schutz suchenden Kranken kostenträchtig, nebenwirkungsreich mit den künstlichen Mitteln von Pharmazie, Stahl und Strahl zu behandeln. Diese Behandlung richtet sich auf die Beseitigung bzw. Unterdrückung von Krankheitssymptomen (Krankheitsanzeichen), nicht auf die Heilung des Körpers von der Krankheit selbst durch Beseitigung ihrer Ursachen. Zur Folge hat sie die Vergiftung (Nebenwirkungen) und/oder Verstümmelung (durch Bestrahlung und Operationen), wenn nicht gar Tötung der Patienten! Begleitet werden diese verfehlten Maßnahmen bekanntlich von dem Leib und Leben gefährdenden Risiko von Kunstfehlern und der ebenso großen Gefahr, sich mit Krankenhauskeimen zu infizieren. Da dies alles jedoch der finanziellen Existenz und Selbständigkeit dieser Institutionen und der in ihr tätigen Ärzte, Krankenschwestern, Pflegern usw. dient, anderes auch nie gelehrt und gelernt wurde, ist ein baldiges Umschwenken dort auf die nebenwirkungsfreie, den Naturgesetzen entsprechende Heilung der chronisch-degenerativen Kranken (etwa 85–95 % aller Patienten) durch die **Therapia maxima**, die Frischkosttherapie, nicht zu erwarten. Im Gegenteil! Hinhaltender Widerstand ist von dort in jeder Weise aus rein egozentrischen Gründen zu Lasten der bedauernswerten Patienten angesagt.

Das eröffnet Heil- bzw. Kurbädern und den Landwirten des Umlandes jedoch ungeahnte Entwicklungsmöglichkeiten. Unter einer »Kur« versteht man im medizinischen Bereich bekanntlich eine über längere Zeit sich erstreckende, regelmäßige Anwendung von Heilmitteln. Unter »Bad« – dieser Titel wird in Deutschland staatlich verliehen – versteht man einen Ort mit Heilcharakter. Heilung von Krankheiten ihrer Besucher durch Anwendung natürlicher Mittel wie Wasser, Dampf, Sonne, Sand, Moor und Fasten usw. – nicht deren Behandlung – wird von Heil- oder Kurbädern angestrebt.

Deshalb sollte es im Interesse von Heil- und Kurbädern liegen, die Ernährungsmedizin, die erwiesene Therapia maxima, zur nebenwirkungsfreien Heilung aller chronisch-degenerativen Krankheiten aufzunehmen und in das Zentrum ihrer Anwendungen, ihrer Heilweisen zu rükken. Welchen unwiderstehlichen Ruf, verbunden mit entsprechender Anziehungskraft, muß jedes Bad gewinnen, von dem bekannt wird, daß es mit seinen Einrichtungen, den Naturgesetzen entsprechenden, nebenwirkungsfreien Therapien, die angeblich unheilbaren Krankheiten ihrer Besucher nicht nur behandelt, sondern tatsächlich heilt! Daß in ihm Patienten Heilung finden, gleich an welcher chronisch-degenerativen Krankheit sie leiden, angefangen von der Migräne über z.B. Arthrose, Arthritis, Diabetes bis hin zu Krebs. Im Juni 2007 war ich Zeuge einer Vortragsveranstaltung, in deren Rahmen ein Arzt – gleichzeitig Zahnarzt und Heilpraktiker – aus Hamburg äußerte, er habe einen größeren Geldpreis demjenigen ausgesetzt, der ihm auch nur einen einzigen Fall nachweise, in welchem die Schulmedizin mit den ihr zur Verfügung stehenden künstlichen Mitteln von Pharmazie, Stahl und Strahl, auch nur einen einzigen Patienten geheilt habe, der an einem chronisch-degenerativen Leiden erkrankt gewesen sei. Die medizinische Wissenschaft habe etwa 40.000 Bezeichnungen für die Symptome chronisch-degenerativer Krankheiten gefunden. Indessen habe sich bis heute niemand bei ihm gemeldet, um über den entsprechenden Nachweis den von ihm ausgesetzten Preis abzuholen.

Im Interesse der Heilung der mich persönlich zutiefst und permanent bedrückenden Leiden dieser Heere ungezählter Patienten, aber gleichermaßen auch im Interesse von Heil- oder Kurbädern, die noch im verschlafenen, finanziellen Abseits stehen, schrieb ich am 11.07.2002 folgenden Brief an den Bürgermeister von Glücksburg an der Flensburger Förde, dem nördlichsten Bad Deutschlands:

Betr.: Vorschlag Bad Glücksburg zu entwickeln

Sehr geehrter Herr Witt!
Den Inhalt der beigefügten Anlagen empfehle ich Ihrer Aufmerksamkeit. Sie enthalten eine Anregung, unter welchem »Glücksstern« es möglich wäre, aus Bad Glücksburg ein angesehenes, beliebtes und berühmtes Heilbad zu machen. Glücksburg könnte gleichzeitig Keimzeile für die Gerson-Therapie in Deutschland werden und damit Quelle der grundsätzlichen Änderung in der Behandlung und Heilung chronisch-degenerativer Krankheiten.

Die Gerson-Krebstherapie ist zu keinem Zeitpunkt – außer von Dr. Gerson, der Deutschland 1933 verließ – in

Deutschland praktiziert worden. Sie ist weder in Deutschland noch sonstwo je ordnungsgemäß von außen überprüft worden. Alle Stimmen dagegen stammen jedoch von Schulmedizinern, deren Äußerungen offenbaren, daß sie von dieser Therapie und ihren Wirkungen schlechterdings nichts verstehen!

Ich bin bereit und in der Lage, mit jedermann über diese Therapie, die praktisch sämtliche chronisch-degenerativen Krankheiten heilt, zu diskutieren.

Mit freundlichen Grüßen !

gez. G. Meinecke

Die erste, diesem Schreiben beigefügte, von mir verfaßte Anlage enthielt folgenden Text:

Bad Glücksburg

Verglichen mit anderen Heilbädern – z.B. in Süddeutschland Bad Kissingen – wirkt Bad Glücksburg wie das noch im tiefsten Tiefschlaf ruhende Dornröschen. Will man dies in Zukunft grundlegend ändern, muß man sich das Ziel setzen, Glücksburg in absehbarer Zeit ganzjährig als angesehenes, beliebtes und berühmtes Heilbad zu betreiben, das beispiellos und ohne Konkurrenz in Deutschland ist. Das ist möglich: Angebot und Nachfrage werden dann ganzjährig eine außerordentliche Besucherfrequenz ergeben.

Das – alle Wettbewerber schlagende – Angebot des Heilbades Glücksburg könnte lauten:

- Heilung der Ursachen – nicht die übliche schulmedizinische Behandlung der Symptome – nahezu aller chronischen, nach Ansicht der Schulmedizin »unheilbaren« Krankheiten, wie z.B. Arthritis, Arthrose, Asthma, Rheuma, Gicht, Diabetes, Hautkrankheiten jeglicher Art (wie z.B. Psoriasis, Akne, Ekzeme, Neurodermitis, Pusteln usw.), Migräne, Grauer und Grüner Star, TBC usw. bishin zum Krebs jeglicher Art.

- Das Programm läßt sich ausdehnen z.B. auf die Heilung jeglicher Suchtkrankheiten, fast aller Geisteskrankheiten, Geschlechtskrankheiten usw...
- auf natürlicher Basis,
- die die von den Patienten gewünschte eigene aktive Mitwirkung nicht nur ermöglicht, sondern auch fordert
- durch die ***Gerson-Therapie*** (ohne bisherige Konkurrenz in Deutschland),
- entwickelt und jahrzehntelang erprobt und mit Erfolg angewandt von dem rassisch verfolgten und Zeit seines Lebens beruflich verfemten deutsch-jüdischen Arzt Dr. med. Max Gerson (1881–1959), den der Nobelpreisträger Dr. Albert Schweitzer in genauer und als Patient persönlich erprobter Kenntnis dieser Therapie und der durch sie erzielten Heilerfolge deswegen in seinem Nachruf als ***eines der größten Genies in der Geschichte der Medizin*** bewertete. Warum sollte Bad Glücksburg nicht das Zentrum in Deutschland werden, in welchem praktisch alle chronischen Krankheiten nicht schulmedizinisch medikamentös oder apparativ behandelt, sondern geheilt werden können durch eine ganz natürliche, nebenwirkungsfreie Therapie, die jahrzehntelang erprobt und mit Erfolg angewandt wurde von einem der »größten Genies in der Geschichte der Medizin«, folgt man der neidlosen, objektiven und sachkundigen Bewertung durch den weltberühmten Arzt Dr. Albert Schweitzer der in Lambarene nicht in das uniforme Netz orthodoxer Schulmedizin eingebunden war.

Zu all dem bedarf es lediglich des Mutes – so wie es auch andere Bäder einmal wegweisend taten – sich an die Spitze einer Entwicklung zu setzen und sich nicht darauf zu beschränken, anderen hinterherzuhinken, bei anderen abzuschreiben.

Daneben lassen sich einerseits weitere Kureinrichtungen neuerer, unüblicher Art, wie z. B. für Geistheilungen, Meditationsheilungen usw., andererseits der üblichen, sanften Art nach Kneipp usw. einrichten. Ein derartiges einmaligen Angebot muß zwangsläufig im Laufe der Jahre zu einer Besucherfrequenz des Heilbades Glücksburg führen, wie es kein anderes Heilbad in Deutschland aufzuweisen hat. Denn kein anderes Heilbad in Deutschland kann die Heilung praktisch aller »unheilbaren« chronischen Krankheiten anbieten, geschweige denn auf eine natürliche und damit auf Dauer nebenwirkungsfreie Weise. Dem sollte nicht entgegenstehen, daß die Vertreter der orthodoxen Schulmedizin jegliche natürliche Heilbehandlung – die nicht mit ihren kostenträchtigen, aber unwirksamen Therapien übereinstimmt – als Quacksalberei bewertet haben und bewerten, verfolgt haben und verfolgen. Von den Vertretern der Schulmedizin wird weder akzeptiert, verstanden noch befolgt, was Hippokrates – der Nestor aller Ärzte – bereits als Kern jeglicher Heilbehandlung forderte:

»Eure Medizin sei eure Nahrung und eure Nahrung sei eure Medizin!«

Max Gerson war ein »Hippokrates-Jünger« und nach der kenntnisreichen Bewertung des Nobelpreisträgers Dr. Albert Schweitzer »eines der größten Genies in der Geschichte der Medizin«. Im übrigen gilt: ***»Wer heilt, hat recht!«***

Realisiert man diesen Weg, könnte für Glücksburg geworben werden:

Glücksburg Burg des Glücks
Heilbad für alle Gäste
Einmalig in Deutschland

- ***hinsichtlich der Heilwirkung der angebotenen Therapien auf natürlicher Basis für fast alle chronischen Krankheiten,***
- ***hinsichtlich seiner Lage an der Flensburger Außenförde,***
- ***einem der schönsten Segelreviere Europas!***

Die in Bad Glücksburg in erster Linie angewandte Therapie wurde entwickelt, erprobt und mit Erfolg angewandt von dem rassisch und beruflich von seinen Kollegen verfolgten deutsch-jüdischen Arzt Dr. Max Gerson, den der weltberühmte Arzt Dr. Albert Schweitzer deswegen als »eines der größten Genies in der Geschichte der Medizin« würdigte.

Nochmals zum Schnellverständnis:

Die orthodoxe Schulmedizin behandelt kostenträchtig und nebenwirkungsreich die Symptome der Krankheiten, deren Ursachen sie nicht kennt und schon deswegen nicht beheben, nicht heilen kann.

Die Gerson-Therapie befreit auf natürliche Weise den Körper von den Ursachen der Krankheiten – (Energie- und Immunitätsverlust einerseits sowie Vergiftung durch zumeist jahrzehntelange falsche Ernährung andererseits) und ermöglicht auf diese Weise dem Körper, sich selbst zu heilen.

Zur Person Dr. Max Gersons und seiner Therapie verweise ich an dieser Stelle einleitend auf die beigefügten Anlagen und stehe persönlich zu jeglicher Besprechung, Diskussion oder Rückfrage, eventuell auch jeglicher gewünschten Mitarbeit auf diesem Wege zur Verfügung.

gez. G. Meinecke

unter Beifügung des Datums, an welchem ich dieses Schriftstück gefertigt hatte, nämlich dem 1. Mai 2002.

Als Anlagen waren diesem Schreiben des weiteren beigefügt mein Artikel unter der Überschrift »In memoriam Dr. Max Gerson – Ein Arzt, der›unheilbare‹ Krankheiten bis hin zum Krebs – besiegte«, abgedruckt in »Wandmaker aktuell«, Heft 12, Nov./Dez. 2001, als Teil II dieses Artikels mit derselben Überschrift unter dem Zusatz »Krebs ist heilbar«, abgedruckt in »Wandmaker aktuell«, Heft 14 März/Apr. 2002, sowie Teil III dieses unter derselben Übschrift abgedruckten Artikels in »Wandmaker aktuell«, Heft 15, Mai/Juni 2002. Im Anschluß an den Abdruck des letzten Teils dieser Artikelserie hatte die Redaktion ihre Leser darauf hingewiesen, daß Charlotte Gerson aus Kalifornien, USA, am Samstag, den 1. Juni 2002 in Frankfurt einen **Vortrag über die Ernährungstherapie nach Dr. med. Max Gerson** für chronische Krankheiten bishin zum Krebs halten würde.

Dieser mein Versuch, an chronisch-degenerativen Krankheiten leidenden Menschen ebenso wie Bad Glücksburg zu helfen, schlug völlig ins Leere. Der Bürgermeister hielt es nicht einmal für notwendig, mir den Eingang dieses Schreibens zu bestätigen, geschweige denn mir mitzuteilen, zu welcher Entscheidung er aus welchen Gründen gelangt sei. Daran änderte auch die Tatsache nichts, daß ich einerseits dem Bürgermeister zu weiteren Informationszwecken ein weiteres Dokument übersandte und andererseits ein mir persönlich bekannter, für diesen Bezirk zuständiger Kreistagsabgeordneter versprach, mir in dieser Angelegenheit behilflich sein zu wollen. Immer wieder wird gefordert: Ideen und Visionen braucht das Land! Was aber nützen die besten, revolutionären Ideen und Visionen, wenn die Adressaten unfähig oder nicht willens sind, ihren sensationellen Wert zu erkennen und zu realisieren?

So liegt es heute im Rahmen der Fähigkeit, Intelligenz und Tatkraft anderer Bürgermeister von Heil- bzw. Kurorten und ihren Gemeindevertretern diese Empfehlung aufzugreifen und sie einerseits im Interesse leidender Patienten andererseits dem Wohl des jeweils betreffenden Heil- oder Kurbades zu verwirklichen. Jedes Bad, das diese Anregung aufgreift, benötigt z. B. große Mengen von Karotten, Äpfeln, grünem Gemüse, Salat u. a. in Bioqualität. Die umliegenden Landwirtschaftbetriebe könnten darin ihre Existenzsicherung finden.

Frau Charlotte Gerson, Tochter von Dr. Max Gerson, hielt – wie in »Wandmaker aktuell« angekündigt und von mir den Redaktionen vieler Zeitungen mitgeteilt – ihren Vortrag über die Ernährungstherapie nach ihrem Vater, Dr. Max Gerson für chronische Krankheiten bis hin zum Krebs am Samstag, den 1. Juni 2002 ab 19.00 Uhr in der Johann-Wolfgang-Goethe-Universität in Frankfurt. Selbst der Hinweis an die Presse, daß es sich bei Dr. Max Gerson um einen deutsch-jüdischen Arzt gehandelt habe, über den der weltberühmte Arzt und Friedensnobelpreisträger Dr. Albert Schweitzer geäußert hatte, daß er ihn für eines der größten Genies in der Geschichte der Medizin gehalten habe, führte nicht dazu, daß auch nur ein einziger Vertreter irgendeiner Tages- oder sonstigen Zeitung zu diesem Vortrag erschien und darüber berichtete! Das veranlaßte meine Frau Bärbel zur Anfertigung und Veröffentlichung ihres Berichtes über »Charlotte Gerson in Frankfurts Johann Wolfgang Goethe-Universität« in »Wandmaker aktuell«, Heft 17, Sept./Okt. 2002. Darin heißt es u.a.:

Die medizinischen Fakultäten der deutschen Universitäten kennen das Fach »Ernährungswissenschaft« geschweige denn »Ernährungstherapie« nicht. So ist es denn auch kein Wunder, daß die »Buschtrommeln« der z.B. seit Jahrzehnten mit Abermillionen gespeisten »Deutschen Krebshilfe« und andere entsprechende Organisationen stereotyp verkünden: »Eine Ernährungstherapie bei Krebs gibt es nicht!«

Welch eine Tragödie, nicht zuletzt für das deutsche Volk! Da erwächst aus seiner Mitte ein genialer Arzt, ein echter Schüler des Hippokrates, der empirisch Schritt für Schritt eine Therapie entwickelt, die in natürlicher und nebenwirkungsfreier Weise die Ursache praktisch aller chronisch-degenerativen Erkrankungen behebt, wird aber von den Nazis – weil er Jude ist – aus dem Land gejagt. Was wäre aus der offiziellen Krankenbehandlung in Deutschland geworden, wäre das nicht geschehen? Hätten sich dann nicht Millionen von Patienten heilen, retten lassen können? Hätte es dann einen Nobelpreisträger der Medizin in Deutschland mehr gegeben? Wären wir heute noch stolz darauf, daß aus unserem Volk eines der größten Genies in der Geschichte der Medizin erwachsen ist? Wäre das alles überragende Verdienst dieses Arztes dann nicht Allgemeinwissen in unserem Land? Würden wir dann nicht hier und da in unserem Land einem Dr. Max-Gerson-Denkmal begegnen?

Über kurz oder lang wird es Kliniken in Deutschland geben, in denen Kranke in die Gerson-Therapie durch Ärzte fachkundig eingewiesen und eingeübt werden, damit sie ihre jeweilige Krankheit zuhause in eigener Verantwortung sicher ausheilen können. Dafür spricht mancherlei. Z. B. erkannte inzwischen in den USA die Medizinhistorikerin Patricia Spainward von der University of Illinois in Chicago, welche die Geschichte der Gerson-Therapie skizzierte u. a.:

> Zu den unrühmlichsten Ereignissen in der Geschichte der amerikanischen Medizin gehört der Umstand, daß die führenden Vertreter der Ärzteschaft den Gedanken, die Ernährungsweise beeinflusse die Gesundheit, so lange als Quacksalberei verworfen haben ...
>
> Nirgends zeigt sich dieses Mißverhältnis zwischen der Organisation der Ärzteschaft und dem Wandel der wissenschaftlichen Grundlagen tragischer als in dem Schicksal des Max B. Gerson (1881–1959), dem Begründer der bekanntesten Ernährungstherapie gegen Krebs ...
>
> Dieser hervorragende Gelehrte und Beobachter klinischer Phänomene war ein Produkt der medizinischen Ausbildung in Deutschland ...«

Soll in Deutschland darauf gewartet werden, daß die Gerson-Therapie zwecks Heilung aller chronisch-degenerativen Krankheiten ohne Nebenwirkungen auf natürliche Weise im Ausland mit Erfolg eingeführt und praktiziert wird? Anzeichen für eine derartige Entwicklung fehlen nicht. Müssen dann die Heerscharen deutscher Patienten zur Heilung ins Ausland reisen? Wollen Politiker in Deutschland, die für das Gesundheitswesen zuständig sind, die Therapia maxima und die Gerson-Therapie weiterhin verschlafen?

VI

Gesund leben und auf Lebenszeit krankheitsfrei bleiben durch die richtige Ernährung von Geist und Seele

Geht es in Zukunft in erster Linie darum, die Gesundheit der Menschen zu erhalten, sie nach Möglichkeit erst gar nicht krank werden zu lassen, so wird die notwendige Revolution im Gesundheitswesen auch der Bedeutung gerecht werden müssen, die Geist und Seele für die Erhaltung der Gesundheit des ganzen Menschen in herausragender Weise besitzen. Körper, Geist und Seele sind für die Lebenszeit des materiellen Körpers nicht nur untrennbar miteinander verbunden. Sie durchdringen sich darüber hinaus wechselseitig auf vielfältigste Weise, üben ununterbrochen Einfluß aufeinander aus! Das gehört heute längst zum Allgemeinwissen.

Damit Geist und Seele zeitlebens gesund bleiben, wachsen und gedeihen können (Seelenheil!), ist es notwendig, sie nicht an Mangel der für sie vorgesehenen Ernährung, Pflege oder gar Vergiftung erkranken und leiden zu lassen. **Aufgabe des künftigen Gesundheitswesens wird es daher sein, mit allen ihm zu Gebote stehenden Mitteln dafür zu sorgen, daß die Menschen Geist und Seele optimal und richtig ernähren und sie nicht vergiften. Im Rahmen die-**

ser Aufgabe hat es die Menschen darüber aufzuklären, welche Bedeutung die richtige Ernährung von Geist und Seele und deren richtige Pflege für ihre Gesundheit – die psychische ebenso wie die physische – haben. Dazu gehört nicht nur die Aufklärung darüber, was Geist und Seele einerseits optimal ernährt und andererseits schwächt oder gar vergiftet, sondern auch dafür zu sorgen, daß die richtige Ernährung vorhanden und bereitgestellt, Mittel, mit denen Geist und Seele gekränkt und vergiftet werden, eingeschränkt und – soweit notwendig – verboten werden. **Um all das hat sich unser bisheriges Gesundheitssystem offensichtlich nicht gekümmert.**

Denn der Kern unseres überholten und gescheiterten Gesundheitswesens, die Schulmedizin, wurzelt noch immer in einer materialistischen Weltanschauung, in der die Materie, der aus ihr gebildete menschliche Körper und alles Materielle, im Vordergrund stehen. Geist und Seele sind in diesem System nur eine besondere Form hochentwikkelter Materie. Bezeichnend dafür war z. B. der Ausspruch des berühmten Pathologen, Geheimrat Rudolf Virchow (1821–1902), Begründer der Zellularpathologie: »Ich habe sehr viele Leichen seziert, aber eine Seele habe ich nicht gefunden«, womit er sagen wollte, daß es keine Seele gibt. Dies paßte ganz und gar in die von dem deutschen Philosophen Ludwig Feuerbach (1804–1872) als Vorläufer von Marx und Engels verkündete These, daß erst der ein vollkommener Mensch sei, der die Religion (die Bindung des Menschen an seinen Schöpfer) abgeworfen habe. **Folge einer derartigen im Materiellen verhafteten Medizin ist es, daß sie auch heute immer noch glaubt, alle körperlichen – wenn nicht auch geistigen – Krankheiten mit materiellen Mitteln, nämlich denen von Pharmazie, Stahl und Strahl behandeln**

zu müssen, immaterielle, geistig-seelische Heilweisen zur Heilung körperlicher Krankheiten nicht praktiziert werden. Bezeichnend ist es deshalb auch, daß der sog. Placebo-Effekt – der psychische, von Wirkstoffen unabhängige Effekt – eines Arzneimittels eher als erfreuliche »Draufgabe« beurteilt und gewertet wird, der im Bereich ernsthafter, materieller, medizinischer Wissenschaft nichts zu suchen hat. Daran ändert auch die allgemein bekannte Tatsache nichts, daß z. B. Ärger – ein geistig-seelischer Prozeß – auf den Magen schlägt, den Appetit verdirbt, auf Dauer Magengeschwüre erzeugt und, brechen diese durch, den Menschen töten können! Kann Ärger auf diese Weise letztendlich einen Menschen töten, so kann z. B. der Schreck – ebenfalls ein geistig-seelischer Prozeß – wenn er entsprechend stark ist, den Menschen buchstäblich tot umfallen, im minderen Fall körperlich erstarren lassen. Dies durch einen Krampf der Herzarterien, die eine Blutleere im Herzen erzeugen. Zorn bringt uns in körperliche Wallung, beschert uns – wenn auch aus anderen Gründen als die Scham – einen roten Kopf, kann den Menschen über das Bewirken eines Schlaganfalles töten. An »gebrochenem Herzen« kann man nicht nur leiden, sondern auch sterben!

Ist der Mensch von heute allem Materiellen zugewandt, beherrscht der Materialismus – obwohl in seiner einen politischen Ausgestaltung (die andere ist der Kapitalismus) in der ehemaligen Sowjetunion nach Erzeugung grausamster Leiden längst gescheitert – seine Existenz, sein Leben, so ist das auch die Erklärung dafür, daß – geht es um Fragen der Gesundheit – in erster Linie und fast ausschließlich an die Gesundheit des Körpers gedacht wird. Dies – obwohl Geist und Seele, wie die vorgenannten Beispiele zeigen, ihn nicht nur krank machen, sondern sogar töten können, also doch auch für seine Gesundheit ganz wesentlich sein müssen!

Ist die Erkenntnis richtig, daß in einem gesunden Körper ein gesunder Geist wohnt, so muß sicherlich die andere Seite der Medaille dieser Regel sein, daß ein gesunder Geist – in dem unsichtbaren Leib einer gesunden Seele – einen gesunden Körper verbürgt. **Geist und Seele des Menschen und keinesfalls der menschliche Körper werden im neuen Gesundheitswesen mit Abstand im Vordergrund stehen. Das gebietet die verschiedene Gewichtung, die sie zueinander – auch in ihrem Einfluß aufeinander – besitzen.** Der irdische, materielle Körper des Menschen ist sterblich. Daß Geist und Seele den Körper zum Zeitpunkt seines Todes verlassen, ihn überleben, und der Geist im für unsere Augen unsichtbaren Seelenleib in einer anderen Dimension (Schwingungsebene) weiterlebt, ist seit langem keine bloße Glaubensfrage mehr, auch wenn Anhänger einer materiellen Weltanschauung das heute immer noch behaupten. Durch zahllose, voneinander unabhängige glaubhafte Nahtod-Erfahrungsberichte ist längst erwiesen, daß Geist und Seele beim Tode des irdischen Körpers diesen verlassen und weiterleben. Längst sind Techniken beschrieben und erprobt, mit deren Hilfe sich Geist und Seele auf Zeit vom lebenden Körper lösen und frei bewegen können. Der mögliche Verkehr mit den sog. ›Geistern Verstorbener‹ ist seit langem eine tausendfach geübte Tatsache. Schließlich gehört es seit geraumer Zeit auch nicht mehr nur dem viele tausend Jahre alten Reich des Glaubens ,sondern dem des erwiesenen Wissens an, daß Geist und Seele nach dem Tode des materiellen Körpers, in den sie auf dessen Lebenszeit inkarniert waren, im Regelfall nach einer gewissen Zeit unter Verlust ihrer Erinnerung an das oder die Vorleben erneut in einen menschlichen Körper inkarnieren, den Prüfungspfad durch ein irdisches Leben mit dem Ziel ihrer Vervollkommnung abermals durchwandern müssen. Beschäftigt hat sich mit all dem die medizinische Wissenschaft nicht, weil dafür in einer materialistischen Weltanschauung kein Platz ist. Diese regierte auch Bert Brecht, der äußerte: »Laßt euch nicht betrügen, es kommt nichts hinterher!« Unterstützt wurde diese geist-, seelen- und gottlose Weltanschauung in jüngerer Zeit von den deutschen Philosophen Bloch, Horkheimer, Adorno und Habermas (Frankfurter Schule), für die der Tod deshalb lediglich nur noch »ein Sprung ins Nichts« (Bloch) bedeuten konnte. So kam auch der französische Nobelpreisträger für Literatur Albert Camus (1913–1960) überzeugt von der Sinnlosigkeit allen Existierenden, zwangsläufig zu dem Schluß: »Wenn Gott tot ist, ist es gleichgültig, ob man Kranke pflegt oder umbringt.« Anhänger eines derartigen materialistischen, eingeschränkten Weltbildes beherrschen auch heute noch weitgehend die Szene mit allen sich daraus ergebenden bitteren Konsequenzen für sie selbst und ihre Umwelt, leisten nach dem Erkenntnisvermögen des Philosophen Schopenhauer dem Bestialismus Vorschub.

Deshalb erscheint es an dieser Stelle sinnvoll, den Blick auf einige, den Horizont erweiternde Fakten zu richten: Der menschliche Körper besteht z. B. aus ca. 60 Billionen lebenden Zellen, die ständig vergehen und neu erstehen, pro Sekunde etwa 10 Millionen. Sie zu zählen dürften 1000 Jahre kaum ausreichen, auch wenn man pro Sekunde 1000 auf einmal erfassen könnte. Zählt man nur eine Zelle pro Sekunde, würde das schlicht mindestens eine Million Jahre dauern! Indessen sind diese ca. 60 Billionen miteinander in Frieden und Harmonie lebenden Zellen keineswegs die kleinsten Bausteine unseres Körpers. Jede Zelle beherbergt Moleküle, einen Zusammenschluß von Atomen. Auch diese Atome besitzen trotz ihrer Winzigkeit Dimensionen der Tiefe und der Länge. Um ihren Kern – Atom und Kern verhalten sich größenmäßig etwa wie ein Stecknadelkopf zu einem Ballon – kreisen Elektronen mit einer Geschwindigkeit von 2.000 km pro Sekunde, also pro Minute mit 120 000 km, pro Stunde mit 1 200 000 km! Das winzige Atom besteht wiederum aus noch viel kleineren Teilen, den Elementarteilchen. Diese – deren Nahrung die Essenz des Lichtes ist – verfügen über ein für ihre Größenverhältnisse ebenfalls »langes« Leben, nämlich den trillionsten Teil einer Sekunde! Nach Schätzungen von Wissenschaftlern laufen z. B. im menschlichen Körper in jeder Sekunde 1 000 000 000 000 000 000, in Worten: eine Trillion chemische Reaktionen ab. In jeder Zelle des Körpers ist als Träger der Lebensinformation die DNS enthalten. Die Gesamtlänge der DNS aller 60 Billionen Zellen des menschlichen Körpers entspricht in etwa dem Durchmesser unseres Planetensystems! Das ca. 1,4 kg schwere menschliche Gehirn besteht aus ca. 100 Milliarden Nervenzellen. Diese Nervenzellen sind wiederum durch 100 Billionen (!) Synapsen miteinander verbunden. Das Gehirn ist darauf angelegt, pro Sekunde nicht weniger als 10 Millionen Reize (Informationen unterschiedlichster Art) zu verarbeiten und zu einer präzisen Lagebeurteilung umzusetzen. Die Netzhaut des Auges, welche Lichtintensität und Farbe registriert, besteht aus 100 Millionen Fotozellen, das sind weit mehr als die Zahl der Bevölkerung Deutschlands!

Jedem ist ersichtlich, daß der Organismus des menschlichen Körpers kein Chaos darstellt, sondern – in Anbetracht auch dieser beispielhaft genannten Fakten – ein durch und durch auf genialste Weise geordnetes in Frieden und Harmonie funktionierendes System, ein Universum, dessen

Einzigartigkeit, Vollkommenheit und Größe menschliches Fassungsvermögen bei weitem übersteigt.

So liegt es nahe, daß man den menschlichen Körper auch als Mikrokosmos und das Weltall als Makrokosmos bezeichnet und behauptet, daß beide einander entsprächen. Würde man unsere Galaxie auf die Größe der Erde verkleinern, besäße unser Planet in diesem System die Größe eines Sandkorns! Ging man bis 1925 noch davon aus, das Universum erschöpfe sich in der Größe der Galaxie unserer Milchstraße mit ihrem Durchmesser von 100.000 Lichtjahren (Licht bewegt sich in der Sekunde mit ca. 300.000 km), mit ihren 100 Milliarden Sonnen und den sich um diese drehenden Planeten, so weiß man heute bereits, daß die Größe des Weltalls 10 Milliarden Galaxien übersteigt, ja, daß die Zahl der Universen im Weltall unendlich ist, jedes menschliche Fassungsvermögen bei weitem übersteigt. Erkannter Fakt ist bereits, daß es nicht nur Quasare (Zentralsonnen) gibt, deren Leuchtkraft das 150fache der 100 Milliarden Sonnen unseres Milchstraßensystems beträgt, sondern daß z.B. der Quasar 3C273 sogar über eine Energie von 1000 großen Galaxien mit je 100 Milliarden Sonnen verfügt, es sich bei den Quasaren um die Kerne entfernter Galaxien handelt. **Ebenso wie im Mikrokosmos des menschlichen Körpers herrscht auch im Makrokosmos des Weltalls kein Chaos, kein Zufall, ist alles bis aufs Letzte eingebunden in uns unsichtbare Energien. Wohlgeordnet ist letztendlich alles – wie jede Schöpfung Gottes – vollkommen!**

Ist es in der materialistischen Naturwissenschaft der Medizin, soweit sie sich mit dem Körper des Menschen befaßt, verpönt geblieben, Metaphysisches, Gott oder den Geist in die Betrachtung einzubeziehen, so sieht es in der Naturwissenschaft im Bereich der Physik und der

Physiker längst anders aus. Dort im Bereich einer seriösen, exakten Wissenschaft ist der Geist, ist Gott, der alles geschaffen hat, dessen Geist alles regiert und bewegt, in den Bereich wissenschaftlich erkannter Fakten zurückgekehrt. Dort ist es inzwischen üblich, ein ganzheitlich spirituelles Weltbild als existent zu akzeptieren. So äußerte sich z. B. einer der bedeutendsten Physiker der Neuzeit, der Nobelpreisträger Max Planck (1858–1947), Begründer der Quantentheorie, der durch seine Gesinnung und sein gradliniges, unbeirrbares Handeln bekannt war, in einem in Florenz gehaltenen Vortrag u. a.:

»**Als Physiker**, also als Mann, der sein ganzes Leben der nüchternen Wissenschaft, nämlich der Erforschung der Materie diente, bin ich sicher frei davon, für einen Schwarmgeist gehalten zu werden. Und so **sage ich Ihnen nach meiner Erforschung des Atoms dieses: Es gibt keine Materie an sich! Alle Materie entsteht und besteht nur durch eine Kraft, welche die Atomteilchen in Schwingung bringt und sie zum winzigsten Sonnensystem des Atoms zusammenhält.** Da es im ganzen Weltall weder eine intelligente noch eine ewige Kraft gibt, so müssen wir hinter dieser Kraft einen bewußten, intelligenten Geist annehmen. Dieser Geist ist der Urgrund aller Materie! **Nicht die sichtbare, aber vergängliche Materie ist das Reale, Wahre, Wirkliche, sondern der unsichtbare, unsterbliche Geist ist das Wahre!** Da es aber Geist an sich ebenfalls nicht geben kann, sondern jeder Geist einem Wesen angehört, müssen wir zwingend Geistwesen annehmen. **Da aber Geistwesen nicht aus sich selber sein können, sondern geschaffen worden sein müssen, so scheue ich mich nicht, diesen geheimnisvollen Schöpfer so zu benennen, wie ihn alle Kulturvölker der Erde früherer Jahrtausende genannt haben: Gott.**

So sehen Sie, meine verehrten Freunde, wie in unseren Tagen, in denen man nicht mehr an den Geist als den Urgrund aller Schöpfung glaubt und darum in bitterer Gottesferne steht, gerade das Winzigste und Unsichtbare es ist, das die Wahrheit wieder aus dem Grabe materialistischen Stoffwahnes herausführt und die Türe öffnet in die verlorene und vergessene Welt des Geistes!«

Max Planck, einer der berühmtesten Söhne seiner Geburtsstadt Kiel, war es auch, der von einem mittelbaren Weg zu Gott durch die Naturwissenschaften und dem unmittelbaren Weg zu Gott durch das Sakrament der göttlichen Gnade oder das Gewissen sprach. Folgerichtig waren Spitzenwissenschaftler der Physik wie z. B. Einstein, Bohr, Planck, Schrödinger (neben vielen anderen) u. a. tiefreligiöse Menschen. Ihre auf der wissenschaftlichen Ebene der Physik gewonnenen Erkenntnisse ließen ihnen gar keine andere Möglichkeit, als ein ganzheitliches spirituelles Weltbild zu akzeptieren. Auch Wernher von Braun hatte z. B. diese Erkenntnisse gewonnen, wie viele, viele andere auch.

Der Atheismus, der Materialismus, ist deswegen in Wahrheit heute wissenschaftlich längst überholt, steht recht einsam da, steht als erkannter Irrtum materialistischer Philosophie und materialistischer Naturwissenschaft auf verlassenem Posten, ist letztendlich Kennzeichen mangelnder Bildung. Das kann angesichts des hinter der Entwicklung herhinkenden gottfernen oder gottlosen Zeitgeistes, der heute die Massen und ihre Medien weitgehend regiert und bewegt, nicht oft genug betont und wiederholt werden. Wer meint, der vom Geist Gottes regierte Makrokosmos des Weltalls unterscheide sich von dem Mikrokosmos des menschlichen Körpers doch wohl durch seine gewaltigen Hohlräume zwischen den

Sonnen, Planeten und den einzelnen Galaxien, weiß nichts über die Hohlräume im Mikrokosmos des Körpers. Entkleidete man diesen seiner gewaltigen Hohlräume, verbliebe nur ein Körnchen Staub!

Dies vorausgeschickt wird die Erkenntnis leichter fallen, daß der Geist Gottes, der mit Seiner Energie das gesamte Weltall mit allem, was darin enthalten ist, geschaffen hat, durchdringt, hält, leitet und regiert, auch verantwortlich zeichnet für alle Prozesse, die – vom sog. Unterbewußtsein – geistig gesteuert im menschlichen Körper ablaufen, diesen aufbauen, wachsen, erhalten, fortpflanzen, reparieren und wieder vergehen lassen. Daraus wiederum folgt, daß der Mensch gut beraten ist, der sich dem Einströmen dieser gewaltigen Energie, dieser gewaltigen Kraft Gottes, seines Schöpfers öffnet und ständig geöffnet hält. Denn diese das ganze Weltall durchdringende geistige Energie und Kraft ist allein geeignet, Körper, Geist und Seele im Gleichgewicht, in Harmonie miteinander, und damit in ständiger Gesundheit zu erhalten.

Ist es das Hauptziel der notwendigen Revolution im Gesundheitswesen dafür zu sorgen, daß die Gesunden gesund bleiben, Krankheiten nach Möglichkeit vermieden werden, so steht fest, daß Geist und Seele – die den Körper des Menschen auf Dauer dessen Lebens bewohnen, steuern und regieren – entscheidend für die Gesundheit des gesamten Menschen sind, ist zu fragen, wie Geist und Seele des Menschen ernährt und gepflegt werden müssen, um optimal gesund zu sein und zu bleiben.

Um diese Frage beantworten zu können, ist es nach dem ehernen Gesetz von Ursache und Wirkung unerläßlich, daß der Mensch den Makrokosmos wie auch den Mikrokosmos und damit auch sich selbst als eine vollkommene Schöpfung Gottes erkennt, sich vom überhol-

ten Atheismus und Materialismus ein für alle Mal befreit und trennt. Der sich danach zwangsläufig ergebende Schritt ist es, Gott für die eigene Existenz auch als Mensch auf dieser Erde ständig dankbar zu sein, dankbar für alles Schöne im Leben aber auch das Schwere und die Prüfungen, die erlebt und bestanden werden müssen, um Geist und Seele daran wachsen und reifen zu lassen. Dankbar für den eigenen vollkommen geschaffenen Körper, diesen aus ca. 60 Billionen lebenden Zellen bestehenden Organismus – Gehäuse und Werkzeug auf Zeit – der sich von einer unsichtbaren Energie geleitet und gelenkt, Tag und Nacht von selbst reguliert, Geist und Seele über seine fünf Sinne alle Schönheiten dieser Erde aufnehmen und erleben läßt und, und, und. Dankbar dafür, daß das Leben auf dieser Erde nicht nach Stillstand strebt, sondern nach ständigem Wachstum und ständiger Vervollkommnung von Körper, Geist und Seele als Ziel des Lebens. **Wer aber stets seinem Schöpfer zutiefst dankbar ist, ist auch zufrieden und damit glücklich.**

Erkennt der Mensch, daß Gott wie jeder Schöpfer sein Werk – den Makrokosmos wie den Mikrokosmos – und damit auch ihn selbst liebt, von Ihm nur Gutes, nichts Böses kommt, erwidert er diese Liebe in ständig wachsendem Maß auf dem Wege seines Wachstums, seiner Entwicklung zum vollkommenen Menschen. Die hervorragenden Komponenten dieser seiner Liebe zu Gott sind Dankbarkeit undDemut und als deren Ausdruck, alles daran zu setzen, Gottes Geboten zu folgen, nicht gegen die von Ihm geschaffene und gewollte kosmische Ordnung zu leben, d.h. zu denken, zu fühlen, zu sprechen, zu schreiben und zu handeln.

Aber nicht nur das. **Akzeptiert der Mensch, daß Gottes Schöpfung wie Gott selbst vollkommen ist, so erkennt er als Folge dessen auch, daß Gott ihn gesund und heil – näm-**

lich vollkommen – gedacht und geschaffen hat. Geschaffen in einer Ordnung, die ihm das felsenfeste Vertrauen in die Liebe Gottes und das Bewußtsein vermittelt, in der Liebe Gottes unangreifbar geborgen zu sein, vorausgesetzt er befolgt die von Gott gesetzte Ordnung. Diese verlangt nach allen Hochreligionen der Erde, seinen Nächsten so zu lieben wie sich selbst. Zu diesen »Nächsten« zählt jedoch nicht nur der Mitmensch, nicht nur alles, was auf dieser Erde als Tier oder Pflanze lebt, sondern jedes Element – wie die Luft, das Wasser, das Feuer, die Erde und letztendlich Mutter Erde selbst. Diese Ordnung ergibt sich auch aus den Erkenntnissen der modernen Physik, wonach alles im Makro- wie im Mikrokosmos miteinander vernetzt ist, miteinander und nicht gegeneinander lebt und gelebt werden muß, alles, was der Mensch denkt, fühlt, spricht und tut, auf ihn auch wieder zurückfällt.

Will der Mensch auf dieser Erde ein Leben in Gesundheit führen, so müssen sein Körper, sein Geist und seine Seele in Harmonie miteinander leben und er insgesamt in Harmonie mit dem Unendlichen, mit dem Schöpfer alles dessen, nämlich Gott. In Harmonie mit dem Unendlichen lebt, wer den Geist, die Liebe, den Willen, die Kraft, die Ordnung Gottes durch sich – soweit wie möglich – ständig wirken und leben läßt. Das führt auf den Weg der Entwicklung und des Wachstums zum vollkommenen Menschen, dem Ziel menschlichen Lebens auf dieser Erde. Es hilft dabei, alle eigensüchtigen, kleinlichen Interessen des eigenen Ichs, des Egoismus zu überwinden, sich der den gesamten Kosmos durchstrahlenden und durchdringenden Urkraft mental zu öffnen und nach Möglichkeit ständig offen zu halten. Das verursacht die Eingabe hoher Schwingungen, edler, hoher, reiner Gedanken, Worte und Taten und die Unmöglichkeit, sich auf der Ebene niederer Schwingungen zu verstricken, z. B.

in Hochmut, Arroganz, Selbstherrlichkeit, Selbstsucht, Feindschaft, Haß, Neid, beherrschende körperliche Sinnlichkeit usw. Untugenden jeglicher Art, die niedrigen Schwingungen entstammen, kränken Geist und Seele, machen sie krank und manifestieren sich letztendlich in körperlichen Krankheiten.

Ein Gesundheitssystem, das sich für die Gesundheit der Menschen, für die es zuständig ist, verantwortlich weiß, muß daher in erster Linie alles daran setzen, die Bevölkerung auf geistig-seelischer Ebene zu pflegen und mit der Nahrung zu versehen, die Geist und Seele bekömmlich ist, gesund erhält, sie reifen und wachsen läßt. Diese Aufgabe leistet ein Gesundheitswesen nicht, das zuläßt, daß Geist und Seele der Bevölkerung ständig mangelhaft gepflegt, minderernährt und vergiftet werden. An der Existenz der Massenmedien und dem Gehalt und Niveau dessen, was durch sie auf die Konsumenten pausenlos losgelassen wird, ist jederzeit zu erkennen, ob das Gesundheitswesen und alle, die in ihm Verantwortung tragen, ihrer Aufgabe gerecht werden oder nicht. Gehalt und Niveau von all dem ist heute vielfach – was die Konsumenten selbst beklagen – Müll! **»Müll« ist nicht geeignet, Geist und Seele des Menschen auf geistige Weise zu pflegen, in Ordnung und gesund zu halten und zu ernähren. Auch auf diesem Gebiet ist eine Revolution unerläßlich. Für den Menschen, der gesund leben und bleiben will, ist es deshalb nach all dem geboten, alles daranzusetzen, in Harmonie mit dem Unendlichen zu leben und aus ihm seine Kraft zu schöpfen.**

Wie dies geschehen kann, läßt sich sicherlich als seelisch-geistige Nahrung aus dem »Buch der Bücher« wie auch aus unzähligen anderen Büchern erfahren. Beispielshalber erwähne ich an dieser Stelle das Buch von Ralph Waldo Trine »In Harmonie mit dem Unendlichen«. Der zeitlose Inhalt dieses, bereits vor über 100 Jahren geschriebenen, überragenden Buches ist geeignet, von Zeit zu Zeit immer wieder geistig wie seelisch »inhaliert« zu werden. Der amerikanische Automobilindustrielle Henry Ford (1863–1947), Präsident der Gesellschaft, die 1908–1927 mehr als 15 Millionen Autos des berühmten »Model T« produzierte, (Fordismus = Fließbandarbeit, kurze Arbeitszeit, hohe Löhne) bekannte, daß er Existenz und Inhalt dieses Buches den Erfolg seines Lebenswerkes verdanke. Das Buch »In Harmonie mit dem Unendlichen«, das weltweit millionenfach verlegt wurde, verschenkte er regelmäßig an seine Freunde, Bekannte und Mitarbeiter. Derzeit ist es auch in Deutschland wieder auf dem Markt.

Originalton Trine eingangs des Kapitels über körperliche Gesundheit in diesem Buch:

»Gott ist der Geist des unendlichen Lebens. Wenn wir nun an diesem göttlichen Leben teilnehmen und die Kraft haben, uns seinem Einströmen ganz zu öffnen, so hat das sogar für das körperliche Leben tiefere Wirkungen, als man zunächst meinen könnte. Denn so viel ist klar: Es liegt im Wesen dieses unendlichen Geistes, daß er jedes Kranksein ausschließt; wenn aber das richtig ist, dann kann in dem Körper, in den er ungehemmt eintritt und den er ungehemmt durchströmt, keine Krankheit Bestand haben.«

Christian Opitz, der Mann mit einem IQ von 196 Punkten (von maximal 200 möglichen), der als einer der herausragenden Intelligenz-Persönlichkeiten unserer Zeit gilt – bekannt auch als Autor des Buches »Ernährung für Mensch und Erde« – bezeichnet Gerald Feinberg folgend diese göttliche Kraft, die sich mit Überlichtgeschwindigkeit bewegt, als Tachyonen-Energie. Sie sei die kosmische Urenergie, aus der das Universum hervorgehe. Wörtlich in seinem Buch »Unbegrenzte Lebenskraft aus Tachyonen«:

»Tachyonen enthalten in sich alle Energieformen, die den Menschen zur Wiedereingliederung in die Ordnung des Universums dienen. Die Nutzung der Tachyonen-Energie stellt einen Quantensprung in eine Lebensweise dar, die Gesundheit und Harmonie für den einzelnen wie für die ganze Erde bewirkt.«

Er ist davon überzeugt, daß wir über die Tachyonen-Energie – ich nenne sie den das gesamte Universum durchströmenden Geist Gottes – Zugang erhalten zu dem Zustand vollkommener Gesundheit und Energie. Wird auf diesem Weg die Vollkommenheit von Körper, Geist und Seele und damit der von Gott gewollte Normalzustand des Menschen erreicht, so ergibt sich die Frage, woran man selbst erkennt, daß dieses Ziel erreicht ist. Die Antwort ist einfach: Der Normalzustand ist erreicht, wenn Hochmut, unnötiger Ehrgeiz, Ruhm- und Glanzsucht, sowie Hedonismus und alle bösen und schlechten Intuitionen – wie z.B. Feindschaft, Haß und Neid – den Menschen verlassen haben und an deren Stelle mehr Liebe zum Nächsten und zu Gott getreten ist, ihn belebt und ihn leitet in seinen Gedanken, Gefühlen, Worten und Taten.

Wir erkennen erneut: Das künftige Gesundheitssystem hat sich vom überholten Materialismus, Mechanismus und Reduktionismus medizinischer Wissenschaft und Praxis zu lösen und das in der Physik längst wissenschaftlich erkannte ganzheitlich-spirituelle Weltbild zu akzeptieren. In diesem herrscht der Geist über die Materie und nicht umgekehrt. Materie als solche gibt es nicht, nur verdichtete Energie. Der zukünftigen medizinischen Forschung, Lehre und Praxis eröffnet sich hier, ebenso wie dem Gesundheitswesen im Interesse der Gesundheit der Menschen, ein aufregendes, neues und weites Feld.

VII

Geistige Heilung aller Krankheiten durch die Kraft des Glaubens

Geht es um die Heilung von Krankheiten im neuen Gesundheitssystem, darf nicht übersehen werden, daß der atheistische Materialismus als Grundlage der bisherigen Schulmedizin zusammengebrochen ist, weil er der Wirklichkeit der Schöpfung und der Existenz des Universums – des Systems, in dem wir mit allen es erhaltenden, regierenden und ordnenden Naturgesetzen leben – nicht gerecht wird.

Das Atom kann seit langem nicht mehr wie früher einmal irrtümlich als festes, separates Teilchen und kleinster Baustein aller Materie betrachtet werden. Atom und subatomare »Teilchen« sind vielmehr Energiezustände, die sich in permanenter Wechselbeziehung zueinander befinden. Der Geist und nicht die Materie ordnet, regiert und lenkt alles! Überholt sollten daher in Wahrheit längst die Zeiten sein, da körperliche Krankheiten fast ausschließlich auf körperlicher Ebene diagnostiziert und deren Symptome ausschließlich mit Mitteln der künstlichen Materie, wie z. B. Pharmazie und Stahl, »behandelt« – keineswegs aber geheilt werden. In Wahrheit überholt sind auch die Zeiten, da man sich in der Schulmedizin glaubte, erlauben zu können, Geist und Seele vom Körper zu trennen.

Die Behandlung körperlicher Krankheiten im neuen Gesundheitssystem braucht sich auch nicht ausschließlich darauf zu beschränken, im Körper durch Reinigung des Verdauungssystems, durch Fasten und die Zufuhr von lebendiger Roh- oder Frischkost als menschengerechter »medizinischer Nahrung«, die Umstände, die Energien zu schaffen, die es dem »inneren Arzt«, den Selbstheilungskräften des Körpers, ermöglichen, die körperlichen Krankheitsursachen zu beseitigen, den menschlichen Körper in die ihm gemäße Ordnung zurückzuführen und damit zu heilen. Dies selbst dann nicht, wenn man davon ausgeht, daß »lebende Nahrung« (vegane Roh- bzw. Frischkost), die den Kosmos durchstrahlende, aufbauende, regierende und erhaltende geistige und seelische »Urkraft«, ebenso wie Biophotonen (Lichtenergien) und andere uns noch unbekannte energiereiche, lebende – auch Ordnung schaffende – »Kräfte und Schwingungen« enthält. Kräfte, die nach dem Erhitzen von Nahrung über 41 Grad Celsius allerdings »sterben« und deshalb ihre Heilwirkung endgültig verlieren.

Die Straße, auf der sich die Menschheit bewegt, führt vom materiellen – die Menschen und die Erde verwüstenden Zeitalter – in ein geistiges, in welchem in zunehmendem Maße die Wahrheit und die wahren Werte wieder erkannt werden.

In das Zentrum der Betrachtung der Heilung körperlicher wie geistiger Krankheiten des Menschen im zukünftigen Gesundheitswesen muß deshalb auch der alles und alle »Materie« ordnende und regierende Geist, seine Energie und Kraft rücken. Die bisher von der Schulmedizin als Placebo-Effekt beobachtete und registrierte, aber unerforscht gebliebene geistige Heilkraft des Glaubens des Patienten an die Heilwirkung eines pharmazeutischen Heilmittels, einer Operation (auch Scheinoperation) oder

sonstiger medizinischen Eingriffe muß jetzt in ihrer entscheidenden Bedeutung entdeckt, anerkannt und praktiziert werden.

Wir erinnern uns: Bat ein Kranker Jesus von Nazareth, ihn zu heilen, verordnete dieser keine Arznei, kein Heilkraut oder sonstige materielle, mechanistische Heilweise. Er fragte vielmehr den Bittsteller: »Glaubst du?« Mit dieser Frage klärte er ab, ob der Kranke über die geistige Fähigkeit und unbedingte Bereitschaft verfügte, sich vorzustellen, zu visionieren, durch Jesus geheilt zu werden. Bejahte der Kranke diese Frage, so sagte er: »Dir geschehe, wie du geglaubt hast!« Wurde der Kranke dann durch die geistige Kraft seines Glaubens geheilt, hörte er von Jesus: »Dein Glaube hat dir geholfen,« oder »Dir ist geschehen nach deinem Glauben! Gehe hin und sündige nicht mehr!« Jesus berühmte sich also nicht der eigenen persönlichen Fähigkeit oder Kraft, einen Kranken geheilt zu haben. Er bekannte vielmehr: »Nicht ich tue die Werke, sondern der Vater, der in mir wohnt, der tut die Werke.« Damit brachte er zum Ausdruck: Die universale Kraft, aus der alles hervorgegangen, und die in allem Geschaffenen ordnend weiterwaltet, die tut die Werke und heilt. Ich, Jesus, stelle nur die Verbindung her. Die Amtskirchen haben den Heilauftrag, den Jesus seinen Jüngern und Nachfolgern gegeben hatte, in dem Maße vernachlässigt, wie sie sich selbst verweltlichten. Das Anhäufen irdischer Reichtümer, Herrschaftswille, Machtausübung, Rechthaberei, Lehrmeinungen, Glaubensstreitigkeiten und menschengemachte Dogmen beherrschten leider statt dessen u. a. seit vielen Jahrhunderten die Szene. Krankheit wurde als Gottes unerforschlicher Ratschluß erklärt, dem sich der Mensch zu fügen habe. An die Stelle der geistigen Heilung über den Weg des Glaubens traten mehr und mehr materielle Mittel wie

z. B. das Blut von Eidechsen, zermahlene Spinnen, verfaultes Fleisch, Exkremente von Krokodilen, das Fett von Bären, die Lungen von Füchsen, das Fett von Eunuchen, das Moos, das man vom Schädel eines gehenkten Verbrechers kratzte, bis hin zu den in die hunderttausende gehenden Mittel unserer heutigen pharmazeutischen Industrie. Wenn und soweit Arzt und Patient allerdings – beide – an die Heilwirkung derartiger »Arzneien« glaubten, (Placebo-Effekt) waren sie zuweilen durchaus hilfreich. Dennoch nahm die Zahl der Krankheiten und Kranken ununterbrochen zu.

Das Grundgesetz der Heilung durch den Geist besteht darin, daß von Gott in nie versagender Liebe und Energie ein dauernder Strom ausgeht, der heilen und helfen will und kann. Der Strom kann jedoch nur wirken, wenn er eingeschaltet wird. Das allein geschieht durch den Glauben. Für diesen Glauben ist das Dogma letztlich unerheblich. Entscheidend ist nur die Überzeugung, das Wissen: Es gibt eine höhere Macht, sie ist geistiger Art und vermag alles, sofern wir sie ungestört in uns arbeiten lassen. Eine Heilung über die menschliche Willenskraft gibt es jedoch nicht, da der Wille sich nicht direkt mit dem autonomen Nervensystem und anderen Kontrollmechanismen des Heilungssystems verbündet.

Die erlangte Heilung nützt dem Menschen nichts, der durch persönliches Fehlverhalten, durch ein Leben gegen die kosmische Ordnung im Bereich seiner körperlichen Ernährung, seiner Gedanken, Gefühle, Worte und Taten erneut die Ursachen der soeben verschwundenen Krankheit wiederbelebt. Deshalb der Rat Jesu an den geheilten Kranken: »Gehe hin und sündige hinfort nicht mehr!« Dabei war unter »Sünde« jegliches Verhalten zu verstehen, das sich gegen die für den Menschen vorgesehene kosmische Ordnung wandte. Denn Nutzen konnte und sollte der Kranke aus der ihm widerfahrenen Heilung nur dann ziehen, wenn er auch gesund blieb, nicht erneut erkrankte.

Das künftige Gesundheitswesen und die zukünftige medizinische Wissenschaft werden sich mit der Existenz der Wirkungsgesetze des Geistes und der Seele auch überall dort befassen müssen, wo es um die Heilung von Kranken geht. Dabei ist heute schon leicht erkennbar, daß die Therapie mit geistiger Heilkraft frei von jeder Möglichkeit einer schädigenden Nebenwirkung ist. Felix Riemkasten veröffentlichte in den 50er Jahren des vorigen Jahrhunderts sein Buch »Heilung durch den Geist – Nicht Wunder sondern Gesetzmäßigkeit«. Eingangs schrieb er, das Buch diene der Beweisführung, daß die Heilung durch den Geist, die Glaubensheilung oder sonstige als »Wunder« betrachtete Heilungen nicht durch das Eingreifen übernatürlicher Mächte unter Aufhebung der Naturgesetze erfolge, sondern gesetzmäßig eintreten würde, sobald die erforderlichen Bedingungen erfüllt seien. Heilung könne man hervorrufen, fast wie man elektrischen Strom erzeuge und an die Arbeit setze. Den namhaften Pionier auf dem Gebiet der Geistheilung P. P. Quimby (1802–1866), der selbstlos lebte, nicht auf Gewinn aus war, sich gegen Kritik schweigend verhielt, nicht stritt, auf seine Weise wirkte und den Rest Gott überließ, zitiert er wie folgt: **»Sobald wir etwas unzweifelhaft glauben, verwirklicht es sich, ganz gleich, ob wir es voll bewußt oder nur dunkel bewußt glauben.« – »Die Ursache aller Erscheinungen liegt allein im Geiste.« – »Von sich aus kann der Mensch nichts tun; der Geist ist der alleinige Täter.« – »Geist ist wirklicher als die Dinge.« – »Sprich Dich selbst gesund, setze die Glaubensgewalt hinter Deine Überzeugung, so wirst Du gesund.«**

In seinem Buch berichtet Riemkasten auch über zahlreiche Geistheiler und deren Wirken, wie z. B. die bekannte Glaubensheilerin Gertrude de Kolb, die mit geistiger Heilkraft ihren Krebs auf Dauer zum Verschwinden brachte, nachdem sie an diesem erkrankt bereits in einen für menschliches Ermessen unheilbaren Zustand geraten war.

Erkennen muß man, daß Geist und Seele, sind sie vergiftet oder »verschlackt« – können sie durch Fehl- oder Unterernährung ihre den Körper und die Lebensführung ordnenden Kräfte nicht mehr ganz oder voll entfalten – ihren Zustand in körperlichen Krankheiten offenbaren, wenn nicht gar im Tod des Körpers als Folge einer derartigen Erkrankung. Diese Krankheiten sind wie rote Lichter am Armaturenbrett eines Autos. Sie wollen beachtet werden. Sie mahnen, die Ursachen ihres Aufblinkens zu beheben. Deshalb muß mit einer geistigen Heilung – soll sie auf Dauer wirksam sein und bleiben – auch eine geistig-seelische Entgiftung, »Entschlackung«, und ein Wiederaufbau in eine Kraft und Ordnung stattfinden, wie sie vom Kosmos, in dem wir leben, gewollt ist.

Geistheiler beobachteten anläßlich ihrer Tätigkeit: Das jähe »Wunder« tritt ein, wenn eine gewaltige seelische Erschütterung stattgefunden hat; langsame Heilung tritt ein, wenn der Glaube durch Beharrlichkeit in uns Boden gewinnt und lebt. Reverend Dr. Price, Rektor der St. Stephanskirche in Philadelphia, äußerte sich 1957 in einer Versammlung vor 5.000 Besuchern u. a. wie folgt:

»Es ist keineswegs billig oder leicht, die Voraussetzungen zu erfüllen, die bei der Heilung durch den Geist zum Erfolg führen. Absolutes Aufgeben des eigenen Selbst und der persönlichen Ansprüche oder Erwartungen ist keineswegs leicht. Der Kranke muß imstande sein, alle Eigensucht, allen

Erfolgswillen, alles unrechte Denken aufzugeben. Haß, Neid, Ehrsucht, Vergeltungswünsche, Groll und Mißtrauen müssen abgelegt werden, während freudiger Dank an Gott und volles Vertrauen auf Gott zur beständigen Denkgewohnheit gemacht werden müssen. Nur durch diese Umstellung im Geiste wird die Möglichkeit für das Wirken der geistigen Heilweise geschaffen« (Riemkasten, a. a. O., S. 65).

Der 1902 in Japan geborene Facharzt für innere Krankheiten, Nobuo Shioya, der über eine ausgezeichnete Praxis in Tokio und über ein entsprechend hohes Ansehen verfügte, heilte sich durch die geistige Heilkraft selbst, als er an grauem Star und später an einem Prostataleiden erkrankt war. Als er im Alter von etwa 85 Jahren an grauem Star erkrankte und die ihm vom Augenarzt angeratene Operation abgelehnt hatte, entwickelte er die intensive gedankliche Vorstellung, daß der graue Star geheilt würde und stellte sich dabei öfters vor, daß er vollständig geheilt sei. Auf diese Weise erreichte er mit der Heilkraft seines Geistes eine vollständige Behebung der Ursache dieser Krankheit. Als er mit 90 Jahren wegen der Vergrößerung der Prostata kaum mehr urinieren konnte, heilte er diese Erkrankung auf dieselbe Weise. Dazu hatte er sich mit aller Intensität auf die Vision konzentriert, daß sich der Urin mit voller Kraft in einem starken Strahl ergießen würde. »Und was passierte dann? Am nächsten Morgen kam erst ein Strahl, so dünn wie ein Baumwollfaden, der dann aber immer dicker wurde und nach einer Woche war auch dies völlig geheilt« (Nobuo Shioya »Der Jungbrunnen des Dr. Shioya«, S. 31/32). Als sein Buch in Deutschland im Jahr 2007 erschien, lebte er mit 105 Jahren immer noch. Seine Praxis für Innere Medizin hatte Dr. Shioya 1931 in Tokio eröffnet, nachdem er wegen eines Vorfalls (Heilung durch Handauflegen, was er beherrschte) von der Universitätsklinik in Tokio »geflogen« war. Die dort praktizierte »westliche, materielle Medizin« hielt und hält dergleichen für unwissenschaftlichen Humbug. »Durch die gedankliche Vorstellung und Visualisierung kann man die unerschöpfliche Kraft des Universums in Bewegung setzen ... Je stärker die gedanklichen Vorstellungen und Visualisierungen sind, desto stärker wird die unendliche Kraft des Universums gebündelt und die Wirkung steigert sich entsprechend« (a.a.O., S. 62/63). Dr. Shioya geht davon aus, daß im Universum eine unerschöpfliche Kraft und unendliche Weisheit existieren und es erfüllt ist von extrem kleinen Teilchen, den Quarks, aus denen die Elemente bestehen. Der menschliche Körper sei eine verkleinerte Ausgabe des Universums, sei als getreue Miniaturausgabe des riesigen Universums geschaffen. Durch tiefes Einatmen werde Ki (Prana) in den Körper gebracht. Dadurch funktionieren die Weisheit und die Kraft des Universums als Mittel, um den menschlichen Körper mit dem Universum in Einklang zu bringen. »So, wie der menschliche Körper eine Miniatur des Universums ist, sind die lebendigen Nahrungsmittel auch Miniaturen des menschlichen Körpers ... Deshalb ist der Verzehr von lebendigen Nahrungsmitteln eine ziemliche logische Gesundheitspraktik, die dem Prinzip des Lebens folgt, das gleichzeitig das Prinzip des Universums ist« (a.a.O., S. 116).

Das Bein eines Kindes in Mexiko soll vollständig nachgewachsen sein, nachdem das Kind es bei einem Unfall verloren hatte. Das Kind soll dieses Phänomen bei bestimmten Lurchen beobachtet und daher geglaubt haben, so etwas sei ganz normal (Chr. Opitz »Unbegrenzte Lebenskraft durch Tachyonen«, S. 19). Die Frage, warum der Mensch im Gegensatz zu Beispielen aus der Tierwelt ein verlorenes Glied nicht regenerieren könne, beantwortete Dr. Alexander Cannon, ein angesehener britischer Arzt und Naturwissenschaftler so: Der Mensch könnte ein amputiertes Glied nachwachsen lassen, wenn der menschliche Geist diese Möglichkeit nicht ausschließen würde. Er behauptete damit, daß der Mensch durch eine Änderung seiner Denkrichtung in den verborgensten Tiefen des Unterbewußtseins ein verlorenes Bein ebenso leicht erneuern könne wie ein kleiner Krebs seine beschädigte Schere (Claude Bristol »Die Macht des Glaubens«, S. 34).

Welche Möglichkeiten eröffnen sich hier möglicherweise im künftigen Gesundheitssystem unter Einsatz der Hypnose zur Beseitigung gedanklicher Blockaden, die derartiges verhindern? Was die gewaltige »Kraft des Glaubens« vermag, belegen auch zahlreiche negative Beispiele, von denen hier beispielshalber nur zwei aufgeführt werden sollen: So starb z.B. ein Indio aus Brasilien nur wenige Stunden, nachdem er von seinem Medizinmann verflucht worden war. Im Busch von Australien verhexte ein Medizinmann einen Stammesangehörigen mit einem magischen Knochen. Dieser legte sich darauf wie selbstverständlich hin, um zu sterben und starb (a.a.O., S. 26/27).

Als in einem österreichischen Landeskrankenhaus ein schwerkranker Mann im Sterben lag, erklärten ihm die Ärzte, sie könnten ihm nicht helfen, da sie seine Krankheit nicht diagnostizieren könnten. In den nächsten Tagen würde jedoch ein berühmter Diagnostiker das Spital besuchen. Dieser sei vielleicht imstande, die Krankheit zu erkennen. Als der berühmte Diagnostiker einige Tage später am Bett des Sterbenden stand, murmelte er nur nach einem flüchtigen Blick: »Moribundus!« und ging weiter. Einige Jahre später bedankte sich der Mann bei dem Diagnostiker und begründete das mit den Worten: »Die Ärzte sagten mir, daß ich Aussicht hätte, mit dem Leben davon zu kommen, wenn Sie meine Krankheit diagnostizieren könnten. In dem Augenblick, da Sie »moribundus« sagten, wußte ich, daß ich es schaffen werde« (Journal of Religion and Health 1964). Die Diagnose »moribundus« (»dem Tode geweiht«) hatte der Kranke nicht verstanden, wohl aber, daß die Diagnose gestellt und die Ärzte ihm jetzt helfen könnten. Diese Geschichte lehrt einmal wieder: **Der geistige Heiler ist nur Vermittler, geheilt wird der Patient aufgrund seines festen, unbeirrbaren Glaubens. Der Glaube heilt selbst dort noch, wo die Ärzte bereits aufgegeben haben. Geistige Gesetzmäßigkeiten und Kräfte bestimmen unser Leben. Sie wollen nur erkannt, erprobt und praktiziert werden. Dem zukünftigen Gesundheitswesen öffnet sich hier ein weites Feld.**

Fragt man sich, welche Krankheiten durch die geistige Heilkraft des Glaubens geheilt werden können und welche nicht, so erfährt man folgendes: Geistige Heiler stimmen aufgrund ihrer Erfolge darin überein, daß es für den Geist keine unheilbaren Krankheiten gibt. Zu blicken sei nicht auf die äußeren Krankheitserscheinungen des Körpers, sondern auf den innerlich gesunden und vollkommenen Menschen als Kind Gottes. Dieser helfe und heile auch noch dort und dann, wo alle menschliche Hilfe versagt habe. Gefährlich sei jedoch die von Ärzten unbedacht ihrer Folgen geäußerte Diagnose »unheilbar«. Setze sich diese Diagnose erst einmal im Bewußtsein des Patienten fest, so sei sie meist auch tödlich aufgrund der negativen Wirkung dessen Glaubens.

Fragt man sich, welcher Rang der geistigen Heilkraft im Rahmen möglicher Therapien einzuräumen sei, so mag man dem Beachtung schenken, was Sheldon Leavitt, geistiger Heiler und Verfasser mehrerer Werke über die geistigen Heilweisen, dazu schon vor mehr als einem Jahrhundert geäußert hat: »Da körperliche Störungen, soweit sie nicht von Verletzungen oder Vergiftungen herrühren, ihre Wurzeln im Geiste haben, haben wir allen Grund, den positiven Kräften des Geistes bei unseren Heilverfahren die erste Stelle einzuräumen ... Es ist keine Streitfrage mehr, ob Krankheiten vom Geiste ausgelöst oder geheilt werden können. Daß Tuberkulose und Krebs und unzählige andere Leiden ebenso wie Nervenstörungen durch falsche geistige Haltungen hervorgerufen werden, ist unleugbar, und daß diese Übel durch bewußte Anwendung geistiger Kräfte sowohl verhütet wie geheilt werden können, ist längst zur Genüge bewiesen« (K. O. Schmidt [1904–1977] »So heilt der Geist«, S. 37).

Nicht zu übersehen ist in diesem Bereich, daß erfahrungsgemäß glaubensfundierte Gedanken am wirksamsten sind, die von Gefühlen des Geborgenseins in der Liebe Gottes, des unendlichen Geistes des Guten, begleitet werden. Gleichermaßen wirksam ist die Erfüllung des Herzens mit Dankbarkeit. Oft fühlt das Vorausdenken für das Erwünschte und Bejahte bereits die Wende herbei und setzt die innere Heilkraft in Bewegung. Hier gilt das Lessing-Wort: »Ein dankbarer Gedanke gen Himmel ist das vollkommenste Gebet.« – **»Je unbrünstiger der Glaube, je restloser die Hingabe, desto umfassender sind die Wandlungen, die dann mit der gleichen Gesetzmäßigkeit eintreten mit der Luft in ein Vakuum einströmt« (K. O. Schmidt, a. a. O., S. 75).**

Nach Erkenntnis des geistigen Heilers Dr. Kurt Trampler gibt es »zwei Gruppen von Menschen, die leicht geistige Heilungen und Fernheilungen erleben: einmal die Menschen mit einem intuitiven, einfachen, gesunden, organischen Lebensgefühl, die Naturverbundenen, die Gläubigen, zum anderen jene »demütigen Weisen«, die das wissenschaftliche

Weltbild, aber auch seine Grenzen kennen und bereit sind, das Unerforschliche ruhig zu verehren. Für andere Gruppen ist es schwerer ...« (K.O. Schmidt, a.a.O., S. 115).

Aufgesetzter Allerweltsglauben heilt nicht. Heilkräftiger Glaube ist auch nicht etwa nur Bejahung sondern nur das Gewißsein der Wahrheit und Verwirklichung des gläubig Bejahten. Als Heilungshindernisse nennt K. O. Schmidt a.a.O. S. 127 ff: »Falschdenken, indem an lebenswidrigen Neigungen festgehalten wird, wie z.B. an Ärgerbereitschaft, Reizbarkeit, Mißlaune, Genußsucht.« Weiter nennt er Widerstand, Streß, Dekonzentration, Ichhaftigkeit, Zweifelsucht, Mißgefühl, Selbstquälerei. Nichtglaubenkönnen, Nichtwartenkönnen, Furcht und Angst sowie Gottferne.

Die wirksame, erfolgreiche Kraft geistiger Heilung macht vor keiner Krankheit halt, auch nicht vor Krebs jeglicher Erscheinungsform – selbst im Endstadium nicht. Das stellte im vorigen Jahrhundert der in seinem Land hochangesehene Japaner Dr. Masaharu Taniguchi, geb. 1893 in Kobe, erst wieder unter Beweis. »Er hat tausende Krebskranke geheilt, die als unheilbar aufgegeben worden waren, was u.a. Biografen Taniguchis, wie auch der amerikanischer Schriftsteller Roy Eugen Davis in seinem Buch »Miracle Man of Japan« (»Der Wundermann von Japan«), Lakemont '74 bezeugt, der über die dynamische Ausstrahlung dieses derzeit größten geistigen Heilers berichtete« (K. O. Schmidt, a.a.O., S. 201).

Dr. Taniguchis fundamentale Erkenntnis, auf die er sich stützte, lautete ebenso einfach und klar: »Jeder Mensch ist ein Kind Gottes und als solches seiner Anlage und innerem Wesen nach vollkommen. Seine äußeren Verhältnisse in Leib und Leben sind das getreue Spiegelbild und die sichtbare Auswirkung seiner inneren Haltung, also Geist geboren. Sie können demzufolge vom Geiste her durch Änderung der

Denkrichtung und Einstellung gewandelt werden. Heilung aus dem Geiste ist ein natürlicher Prozeß, der von jedermann in jeder Lage herbeigeführt werden kann.« Dr. Taniguchi ist u.a. Autor des überaus bemerkenswerten Buches »Die geistige Heilkraft in uns«, dessen Erscheinen eine Sensation war, und das weltweit eine Auflage in zweistelliger Millionenhöhe erreichte. Darin finden wir z.B. die Sätze: **»Gott ist allgegenwärtig und erfüllt das ganze Universum. Seine Lebenskraft wohnt in uns und gibt uns Sinn.« – »Die geistige Behandlung sorgt für die Reinigung des Gedankenlebens durch Einsehen von Fehlern, durch Erzeugung innerer Harmonie und durch Pflege von Gedanken der Gesundheit. Durch die kombinierte Kraft dieser drei Faktoren werden die Störungen beseitigt, in welche die für den Zellaufbau zuständige unterbewußte Intelligenz geraten ist.« – »Aber es gibt natürlich Grenzen für die natürlichen therapeutischen Möglichkeiten des Körpers, besonders dann, wenn die Ernährung des Patienten nicht vernünftig ist. Trotz der erstaunlichen Intelligenz des Unterbewußtseins ist der Wiederaufbau der Körperzellen unmöglich, wenn die hierfür erforderlichen Rohstoffe nicht vorhanden sind.«**

Im 1. Teil seines Buches befaßt sich Dr. Taniguchi mit den Grundsätzen und Methoden des geistigen Heilens. Der II. Teil trägt die Überschrift: »Sieg über den Krebs und andere bösartige Geschwüre (Maligne Neoplasmen)«. Im 15. Kapitel hat er einige Beispiele von bezeugten Heilungen aufgeführt unter z.B. folgenden Überschriften: »Heilung von Brustkrebs in einer Nacht; Heilung von Uteruskrebs; Heilung von Lungenkrebs nach Herstellung des Familienfriedens; Heilung von Mastdarm- und Magenkrebs; Spontane Heilung von rückfälligem Zungenkrebs; Heilung von Magenkrebs in einer Woche; Heilung von Uteruskrebs als

Folge religiöser Erhebung; Heilung von Leberkrebs.« Dr. Taniguchi ließ sich von Krebspatienten – auch solchen, die von der Schulmedizin bereits aufgegeben waren – deren Leben und »Probleme« schildern. Danach hielt er ihnen den Spiegel ihres gedanklichen oder sonstigen tatsächlichen Fehlverhaltens so vor Augen, daß sie zutiefst erschüttert sich zu ihrem Fehlverhalten als Irrtum bekannten, sich durch völlige innere Umkehr davon entgifteten und sich innerlich wieder in reiner Vollkommenheit, in Harmonie mit dem Universum und allen Menschen – wie ein Phönix aus der Asche – so aufbauten, daß die jeweilige Krebskrankheit als Folge davon einfach »verschwand«, der Körper des jeweiligen Patienten von dieser Krankheit geheilt war.

Seit 30 Jahren – seit ich das Buch von Dr. Taniguchi kenne – ist es mir völlig unverständlich, daß die Krebsforschung, daß Ärzte, die Krebskranke behandeln und zu heilen versuchen, sich nicht auf diese von Dr. Taniguchi glaubwürdig beschriebene und mit großem Erfolg praktizierte geistige Heilweise gestürzt und sie ebenfalls erforscht und praktiziert haben. Die einzige Erklärung, die ich dafür fand, ist die, daß unsere Schulmedizin derart im Materiellen, im materialistischen Denken verhaftet ist, daß ihr – buchstäblich mit Blindheit geschlagen – jeglicher Zugang zur Erkenntnis geistiger Heilweisen und deren durchschlagender Wirksamkeit absolut versperrt geblieben ist. Dieses Hindernis reduzierten mechanistischen Denkens einer materiellen Weltanschauung muß vom künftigen Gesundheitswesen jedoch überwunden und ein für alle Mal beseitigt werden.

Immerhin übersehen unsere heutigen Schulmediziner den Placebo-Effekt keineswegs. Ein typisches Beispiel für ein aktives Placebo ist das Verschreiben von Antibiotika wegen virusbedingter Krankheiten, wie z. B. Halsentzündungen. Obwohl nachgewiesen ist, daß Antibiotika gegen Viren nichts ausrichten können, registrieren doch die meisten Patienten im irrtümlichen Glauben an die Wirksamkeit dieses Medikamentes eine schnelle Verbesserung ihres Zustandes, indem die Symptome verschwinden. Andrew Weil, ein renommierter Arzt und Naturheilmediziner, Autor des Buches »Spontane Heilung«, in deutscher Übersetzung erschienen 1995 bei C. Bertelsmann, sieht im weitverbreiteten und starken Glauben an die Kraft von Antibiotika – sowohl bei Ärzten als auch bei Patienten – den eigentlichen Heilfaktor. Indessen wollen die Ärzte letztlich vom Placebo-Effekt gar nichts wissen. Denn ihr Selbstverständnis wie auch ihr Ansehen stützen sie auf die Überzeugung, die von ihnen jeweils praktizierten materiellen Therapien hätten die Heilung des Patienten oder die Linderung seiner Leiden bewirkt. »Die Ängste, die wohl unbewußt bei vielen Medizinern rumoren, haben sicher viel mit dem festgefügten wissenschaftlichen Weltbild zu tun, das erschüttert werden könnte« (Heiko Ernst, »Kräfte der Selbstheilung«, S. 122). Der Zusammenbruch dieses materialistischen Systems ist jedoch als Folge der Revolution im Gesundheitswesen nicht zu umgehen.

Der in jeder Beziehung überragende Lebenslehrer K. O. Schmidt hat sich in seinem sehr empfehlenswerten Buch »So heilt der Geist« u.a. auch mit Krebs als Beispiel für die Wirksamkeit der geistigen Glaubensheilung befaßt: »**Am überzeugendsten wird die Macht des Geistes über den Körper bei den vielen Krebsheilungen deutlich, die zeigen, daß es viele Krebsauslöser gibt, aber nur eine primäre Krebsursache: Die Innenweltverschmutzung und -vergiftung** und eine sekundäre Ursache: Die Angst vor dem Krebs, die durch die »Aufklärung« über Krebsursachen und Anzeichen regelrecht gezüchtet und gefördert wird ... Auch

Minderwertigkeitskomplexe und mangelndes Selbstbewußtsein sind Faktoren, die der Krebskrankheit Vorschub leisten. Aufgrund diesbezüglicher Erfahrungen wurde in Amerika von Ärzten eine »International Psychosomatic Cancer Study Group« geschaffen, die sich mit den seelischen Ursachen der Krebskrankheit befaßte und bei Untersuchungen an 700 Krebskranken ermittelte, daß 72 % der Kranken seelisch stark gehemmt, vom Verlust einer geliebten Person betroffen oder im Triebleben falsch orientiert waren« (a. a. O., S. 78/79).

»Zu diesen Fehlleitungen des Trieblebens gehören übersteigerte Ichsucht, Neid, Mißgunst, Geiz, Eifersucht, Abneigung, Verbitterung, Groll, Schuldgefühle, Feindseligkeit, Haß und vor allem lang festgehaltene Ängste. Wenn dazu dann noch die Krebsangst hinzukommt, wird dem Übel Tür und Tor geöffnet.

Ärztliche Beobachtungen bestätigen, was der ›New Thought‹ seit über 100 Jahren lehrt: daß das gestörte seelische Gleichgewicht sich auf den ganzen Zellenstaat störend, hemmend, vergiftend und verseuchend auswirkt, auch wenn Mißgefühle nach außen hin getarnt oder unterdrückt werden oder dem Kranken nicht mehr bewußt sind.

Die von der Seele laufend ausgehenden negativen Impulse wirken bis in die letzte Zelle hinein, irritierend, verunsichernd, funktionsstörend. Sie führen zu *Anarchie* im Zusammenwirken der Zellen, zu Zellentartungen und -wucherungen, die dann auf die Umgebung übergreifen …

… Im Zellenstaat spielt sich dann etwas ähnliches ab wie im Menschenstaat, indem unausgeglichene, seelisch-geistig aus den Fugen geratene, aggressive, asoziale, anarchistische, revolutionäre *Chaoten* die Gesellschaftsordnung zu zerstören beginnen, ohne zu erkennen, daß sie damit vor allem ihren eigenen Untergang herbeiführen …

Krebszellen sind Chaoten im Zellenstaat, Opfer antietischer Gedanken und Gefühlsschaltungen, die die normale Koordination und Kooperation durch Opposition und Obstruktion ersetzen.

Diesen negativen Tatsachen wird hier die positive Feststellung gegenübergestellt, daß auch der Krebs als Folge innerer Zerrüttung und Verseuchung wie jedes andere Leiden geheilt werden kann« (a.a.O., S. 79/80).

»... Wenn man die vielen Berichte geistiger Heiler und von Geheilten auf das ihnen allen *Gemeinsame* durchsieht, scheint es das Folgende zu sein: ***Wer Heilung erwartet, insbesondere von Krebs, muß zuvor jedem innerlich vergeben haben demgegenüber er bisher Furcht oder Neid, Abneigung oder Haß empfand.*** Denn erst, wenn diese innere Dauerspannung gelöst ist, kann der Körper von der erlösenden Kraft des inneren Friedens ergriffen und verwandelt werden.

»... *Gott hilft dem Gebenden* heißt es mit Recht. Das ist die Erfahrung derer, die nach der Goldenen Regel leben. Zum Geben gehört auch das *Vergeben,* mit dem man Gutes für Böses gibt, Liebe für Haß.

(...) Wer glaubt, nicht vergeben zu können, sondern sich weiter ›gekränkt‹ fühlt, macht sich zunehmend kränker« (a.a.O., S. 86).

Daß die Kraft des heilenden Gebetes ebenso wirksam ist wie die Schwerkraft, hat u.a. der Nobelpreisträger für Medizin, Alexis Carrel (1873–1944), Autor des Buches »Der Mensch – Das unbekannte Wesen« bestätigt: »Als Arzt habe ich gesehen, wie Menschen, bei denen alle anderen Heilmittel versagten, durch die stille Kraft des Gebetes aus Schwermut und Krankheit herausgehoben wurden. Nur im Gebet wird jene Einheit von Körper, Seele und Geist erreicht, die den gebrechlichen Menschen eine unerschütterliche Stärke verleihen.« – »Unsere heutige Auffassung vom Einfluß des Gebetes auf pathologische Schäden gründet sich auf Beobachtungen an Patienten, die oft beinahe von einem Augenblick zum anderen von den verschiedensten Gebrechen geheilt wurden: Von Bauchfelltuberkulose, kalten Abszessen, Knochenentzündung, eitrigen Wunden, Lupus, Krebs usw.

Unter »Gebet« verstand Carrel »nicht ein mechanisches Hersagen gewisser Wortfolgen, sondern eine *mystische Erhebung,* ein Aufgehen des Bewußtseins in der Hingabe an ein unsere Welt durchdringendes, überschreitendes Prinzip. Das Gebet, das seine Wirkung bis ins Organische ausstrahlt, ist von besonderer Art: Es ist *ohne Eigensucht.* Der Mensch bietet sich Gott dar, daß Er ihn umwandle und erneuere. Das verlangt völlig Selbstentäußerung« (K. O. Schmidt, a.a.O., S. 95).

In dem Maß, wie die notwendige Revolution in unserem Gesundheitswesen Platz greifen wird, in dem Maß wird sich die Heilung kranker Menschen darauf richten, Körper, Geist und Seele ganzheitlich zu behandeln und zu heilen durch Entgiftung, Reinigung und durch den Wiederaufbau ihrer Energien und der Ordnung, die für den Menschen für sein Leben in unserem Kosmos vorgesehen ist.

Wir leben im Übergang vom Fische- zum Wassermann-Zeitalter, in welchem es zu einer Wende in der Evolution des menschlichen Bewußtseins kommt, vom Materialismus hin zum Geistigen, vom Egoismus zum Altruismus, kurzum in ein lichteres Zeitalter. Das bisherige Zeitalter hat ausgedient. **Die Zeit ist reif für die Erkenntnis, daß das alleinige Forschen und die Suche im Äußeren, im Materiellen, auch für die medizinische Wissenschaft und Praxis der falsche Weg war und ist.** Das Wesentliche existiert in unserem Inneren.

Es sind die Kräfte unserer Seele und des in ihr wohnenden Geistes. Diese werden auch im künftigen Gesundheitswesen neben der Gesunderhaltung und Heilung des menschlichen Körpers durch menschengerechte Nahrung die notwendige neue Ordnung schaffen.

Träger der notwendigen Revolution im Gesundheitswesen können nur diejenigen Menschen sein, die aus ihr den notwendigen Nutzen ziehen wollen und werden. Das sind die unübersehbaren Heerscharen kranker Menschen, die durch die im materiellen Denken gefesselte atheistische Schulmedizin nicht geheilt werden können. Sie sind aufgefordert, sich in geeigneter Weise zu artikulieren und zu handeln. Daß dies friedlich und ohne jede Gewalt möglich ist, hat unlängst erst wieder die Erhebung und der Zusammenschluß von Menschen bewiesen, der zur Wiedervereinigung der beiden deutschen Teilstaaten geführt hat. Wer die wiedererstandene Frauenkirche in Dresden bewundert, sollte nicht vergessen, daß es anfangs nur ca. 10 Personen waren, deren Engagement sich gegen die große ablehnende Mehrheit zum Wiederaufbau durchsetzte.

In einer Demokratie sollte die gewählte Regierung eigentlich die Interessen ihrer Wähler vertreten. Indessen erkannte bereits die amerikanische Historikerin Barbara Tuchmann ausweislich ihres Buches »Die Torheit der Regierenden«, daß Regierungen sehr oft unweise handeln, weil sie Erfahrung mißachten, den gesunden Menschenverstand nicht anwenden und verfügbare Informationen übersehen. **Sache der jeweiligen politischen Opposition sollte es daher auch sein, sich Inhalt und Ziele einer Revolution im Gesundheitswesen zu eigen zu machen und sich für diese einzusetzen.**

VIII

Geistheiler

Um in Deutschland als geistiger Heiler tätig zu werden, muß man seit kurzem weder Arzt noch Heilpraktiker sein. Das hat das Bundesverfassungsgericht durch seine Entscheidung vom 02.03.2004 klargestellt. Der Vergangenheit gehört danach die von interessierter Seite in die Welt gesetzte, Realität gewordene Vorstellung an, wonach als Geistheiler berufs- oder gewerbsmäßig nur tätig werden durfte, wer als Arzt oder Heilpraktiker zugelassen war. Vorbei sind damit auch die Zeiten, in denen berufs- oder gewerbsmäßig zum Wohle Kranker tätige Geistheiler strafrechtlich verfolgt und zur Verantwortung gezogen wurden, wie z.B. seinerzeit Bruno Gröning (1906–1959). Dieser hatte nach dem Dienst als Frontsoldat und nach russischer Kriegsgefangenschaft im 2. Weltkrieg in wenigen Jahren bis 1954 eine ungeheure Popularität erlangt. In Massenveranstaltungen trat er mit erstaunlichen Heilungen an die Öffentlichkeit. Zu ihm strömten täglich bis zu 1.500 oder gar 30.000 Heilungssuchende, von denen viele Besserung, wenn nicht Heilung fanden. Seine außerordentlichen Heilerfolge riefen natürlich die ärztliche Konkurrenz auf den Plan, die dergleichen Erfolge nicht im Entferntesten erzielen konnte. 1954 wurde Gröning wegen Verstoßes gegen das Heilpraktikergesetz gerichtlich die Heiltätigkeit in Deutschland verboten, obwohl er geltend machte, daß es sich bei seinen Heilungen weder um suggestive noch heilmagnetische Wirkungen handele sondern um das Aktivwerden eines göttlichen Heilstromes. Vergeblich bemühte er sich um eine Heilungsgenehmigung. Zielgerichtet kriminalisiert wurde er mit Hilfe des Landgerichtes München, das ihn 1958 zu 8 Monaten Gefängnis auf Bewährung wegen falscher Heilungsversprechen verurteilte.

Zu seinen Maximen hatte gehört, zwar müsse »jeder Mensch sterben, aber das braucht nicht leidend geschehen, sondern jeder kann gesund sein und bleiben bis zu der Stunde, da er diese Welt verläßt«.Es gehe nur darum, »das innere Gleichgewicht wiederzugewinnen und so zu leben, daß nicht der Körper den Geist, sondern der Geist den Körper beherrscht!« – **»Wer die Gesundheit als den Willen Gottes gemäß bejaht, hat Erfolg und sichert sich das Gesundsein und -bleiben.« – »Vertraue und glaube nur, dann hilft und heilt die göttliche Kraft, dann vertreibt das Gute im Menschen das Schlechte.«** Diese göttliche Kraft erreichte der Heilungssuchende durch seine Heilungsbegeisterung, seine innere Erhebung und empfangsbereite Hingabe an die heilende Kraft. Wenn diese erst einmal aktiviert ist, wirkt sie von selbst weiter, solange sie nicht durch Mißgefühle des Zweifels, der Sorge oder Angst blockiert ist (K. O. Schmidt: »So heilt der Geist«).

Journalisten und Reporter waren es – woran ich mich persönlich noch sehr gut erinnere – die damals den Ruf Bruno Grönings als Messias oder Scharlatan sensationell und unübersehbar breittraten. Einer von den vielen Journalisten, die über Gröning berichteten, war Dr. Kurt Trampler. Seinen Bericht veröffentlichte er als Buch mit dem Titel »Die große Umkehr«. Man erfährt daraus über Massen- und Fernheilungen Bruno Grönings, bei denen »eine Kraft wirksam wurde, für die es keine Erklärungen gibt, und die Hilfe brachte, weil Menschen den Weg zu Gott gefunden hatten ... Kranke richteten sich von ihren Tragbahren auf, Gelähmte warfen ihre Krücken von sich und konnten gehen, ein blindes Kind wurde sehend, und Dankesrufe kündeten von immer neuen Heilungen.« Unter Leitung des bekannten Neurologen Prof. Victor Freiherr von Weizsäcker (1886–1957) ermöglichten Heidelberger Professoren eine Prüfung seiner Heilerfolge an Patienten der Heidelberger Klinik – mit Erfolg! Nachuntersuchungen bestätigten die erfolgten Heilungen.

»Nach seinen Berichten, nach von ihm gesammelten Heilungszeugnissen hat Gröning Heilungen erreicht bei Krebs, Blindheit, Taubheit, Gelenkversteifungen, Magengeschwüren, Gehirnhautentzündungen, spinaler Kinderlähmung, Wassersucht, Gicht und Rheuma, Nieren-, Blasen-, Leber- und Gallenleiden, Koliken, Kreislaufstörungen, Bluthochdruck, Diabetes, Venenentzündungen usw. Daß es sich dabei nicht um Suggestionen oder Einbildungen handelte, beweisen die Heilungen kranker Tiere (K.O. Schmidt »So heilt der Geist«). Aus Dr. Tramplers Buch kann man Passagen aus den Ansprachen Grönings entnehmen, wie z.B.: »Wer empfängt und wer recht hat auf Heilung? Der der den lebendigen Glauben in sich erweckt, mit ihm lebt. Sie alle sind Kinder Gottes, und der alleinige Arzt aller Menschen ist Gott. Er hilft denen, die zum Glauben an Ihn bereit sind, Sie brauchen nicht an den kleinen Gröning zu glauben; aber dem Herrgott müssen Sie Vertrauen entgegenbringen, damit Sie Heilung empfangen!«

»Mit der Gesundung allein ist dem Menschen nicht geholfen. Zuerst und vor allem muß er eine innere Umkehr in sich bewirken und den Weg zu Gott finden. Erst dann ist er es wert, geheilt zu werden.« Gröning sah in jedem Menschen das Kind Gottes, dessen Körper durch sein Gesundsein die Harmonie mit dem Unendlichen widerspiegelt, soweit der Mensch nicht durch falsches Denken diese Harmonie stört. So hatte Gröning auch erkannt: »**Jeder Mensch steht durch den geistigen Teil seines Wesens mit der geistigen Welt und ihren Kraftströmen in Verbindung. Deshalb kann jedes Leiden Heilung finden, aber nicht jedem Menschen kann geholfen werden, weil das von seiner geistigen Einstellung abhängt, von der Richtung seines Denkens und Glaubens**« (Dr. Kurt Trampler »Die große Umkehr«). Gröning hatte es, wie die meisten geistigen Heiler, stets abgelehnt, sich als Heiler zu bezeichnen. Geheilten, die sich bei ihm bedanken wollten, beschied er wie folgt: »**Danken Sie Gott, nicht mir, denn Gott allein ist der Heiler; ich bin nur Werkzeug eines höheren Willens, der die Heilung bewirkt.**«

Über seine Heilkraft, den Heilstrom oder die Heilwelle äußerte Gröning: »Ich stehe vor den Menschen wie ein Transformator, der den Strom vom göttlichen Werk empfängt und weiterleitet ... Nicht ich heile, es heilt die göttliche Kraft durch mich ... Sie sollen empfangen, ich sende und das, was ich sende, ist die Heilwelle (Thomas Busse »Die Lehre Bruno Görings«).

»Ich brauche auch nicht hier zu sein ... Die Heilwelle geht genauso durch den Äther, durch die Wand, durch Berg und Erde wie eine Radiowelle ... Deswegen ist es möglich, daß Sie auch zuhause oder gleich, wo Sie sich befinden ... die Heilwelle empfangen ... Sie brauchen sich nur einzuschalten.« Gröning rühmte sich auch der Gabe des Hellsehens und der Wahrsagerei: »Wenn der eine oder andere den Weg zu mir gefunden und um Hilfe für seine Angehörigen gebeten hat, ohne mir zu sagen, wer dieser Kranke ist, wo er wohnt, was für ein Leiden er hat, so war ich in der Lage und bin es auch weiter, ihm diesen Kranken genau mit seinen kranken Stellen zu beschreiben. So wie ich auch in der Lage war zu sagen, was für ein Menschenkind er ist, mit seinen ganzen Vorlieben bis zu dieser Stunde. Alles habe ich sagen können und habe auch diesem Menschen die Krankheit auf dem Fernweg abgenommen ... Wenn Sie mir einen Brief schreiben, so stecke ich diesen geschlossen in die Tasche. Ich brauche den Brief nicht zu öffnen, ich weiß, was drinsteht ... Ich sehe nicht nur Menschen, ich sehe auch, was weiter zurückliegt: Vergangenheit, Gegenwart, Zukunft, alles, was um und an ihm ist ...« (Thomas Busse »Die Lehre Bruno Grönings«).

All das bewahrte jedoch Gröning nicht davor, mit 52 Jahren an Lungenkrebs zu sterben. Offensichtlich war es ihm nicht gelungen, den Konflikt zu lösen, der sich für ihn persönlich aus dem göttlichen Heilauftrag einerseits und dem irdischen Heilungsverbot sowie seiner Kriminalisierung andererseits ergab. Unerhört blieb damals noch seine Erkenntnis: »Es gibt kein Gesetz, das mir mein Wirken, Menschen zu helfen, verbieten kann ... Wem Gott die Kraft gegeben hat, Menschen zu heilen, dem darf sie die Polizei nicht nehmen« (Busse, a.a.O.).

Daß der Geist Gottes weht und heilt, wo und durch wen er will – und nicht menschliche Institute und Prüfungen darüber entscheiden, wer heilen soll und kann – offenbaren Ausbildung und Berufsweg Bruno Grönings, bevor er als Instrument göttlichen Heilwillens bekannt wurde. Darüber berichtet Adelgunde Mertensacker in ihrem Buch: »Irrwege des Glücks« u.a. wie folgt: »Gröning verließ die Schule nach dem 5. Schuljahr, brach seine Zimmermannslehre ab, versuchte sich als Depeschenbote, Hafenarbeiter, dann in einer Lackfabrik, anschließend in einer Zuckerfabrik, der eine Tätigkeit in einer Schokoladenfabrik folgte. Später stanzte er Hoheitsadler, sammelte Lumpen, begann einen erfolglosen

Tauschhandel, verdingte sich eine Zeitlang als Vertreter für Lacke und Farben, dann als Radio- und Uhrenmechaniker, stellte schließlich Segeltuchschuhe her und gründete 1948 eine erfolglose Laienspielgruppe ... Um 1948 versucht sich Bruno Gröning als Heiler. Seine »Wunderheilungen« werden über die Regenbogenpresse bekannt und Gröning von Managern, Juristen und Verlegern vermarktet.«

Sieben Jahre vor seinem Tode hatte er einer Vertrauten verbittert erklärt: »Meinen Körper wird man in die Erde legen, aber ich werde nicht tot sein. Und wenn mich jemand rufen wird, komme ich und helfe weiter (Grete Häusler, Die Leiterin des Bruno-Gröning-Freundeskreises, in einem Vorwort zu Harald Wiesendanger: »Bruno Gröning, ein Ausweg für Kranke?«). Noch zu Lebzeiten Bruno Grönings bildete sich im Jahre 1958 eine Gemeinschaft von Geheilten und Anhängern, die als »Verein zur Förderung seelisch-geistiger und natürlicher Lebensgrundlagen« in Grönings Sinne weiterwirkten. Nach seinem Tode bildeten sich weltweit »Bruno-Gröning-Freundeskreise«. Inzwischen ist der »Bruno-Gröning-Freundeskreis« weltweit einer der größten Zusammenschlüsse für Heilung auf geistigem Weg. Allein in Deutschland gibt es etwa 50.000 Anhänger.

Ehrenamtlich und kostenlos stellen die Angehörigen der Freundeskreise ihre Dienste zur Verfügung, Dienste über die Gröning auch Jahre nach dem Tode seines irdischen Körpers weiterhin Kranke durch das Wirksamwerden geistiger Heilströme aus dem Kosmos heilt. Viele Geheilte wissen dabei nicht einmal, wem sie ihre plötzliche Genesung verdanken. So läßt sich dem Buch von Dr. Harald Wiesendanger über das geistige Heilen z. B. entnehmen, was die Kölner Hausfrau Dagmar de Meester, Mutter von 5 Kindern, erlebte: »Bis Mitte April 1989 litt sie an chronischer

Polyarthritis, mit schwerem Verlauf, Gelenkschwellungen, Gelenkdeformitäten«, wie der behandelnde Internist am 13.04.1992 schriftlich festhielt. Der Nachweis erfolgte durch den erheblichen klinischen Befund sowie laborchemisch. »Ihre Gelenke in Händen, Knien und Füßen waren dick angeschwollen, taten höllisch weh, versteiften immer mehr: Am Ellenbogen und Steißbein bildeten sich Rheumaknoten. Dann, buchstäblich über Nacht, gingen die Schwellungen schlagartig zurück. Eine Nachbarin vertraute ihr hinterher an: »Seit dem 9. April ›sende‹ sie ihr ›Heilströme von Bruno Gröning‹. Seither ist kein einziger Rheumaschub mehr aufgetreten, die Schmerzen sind weg – ohne jegliche Medikamente.

Noch heute versuchen weltweit täglich Zehntausende von Anhängern Grönings, Heilströme aufzunehmen. Ärzte verbürgen sich für die dadurch bewirkten Heilungen.

Die Zahl der auf diese Weise nach dem Tode des irdischen Leibes von Bruno Gröning Geheilten geht inzwischen in die Legion und erinnert an den im Dezember 1976 verstorbenen medialen Heiler Harry Edwards, der über seine Erfolge und seine Heilweise in über 40 Jahren Heiltätigkeit in seinem Buch »Praxis der Geistheilung« berichtet hat. Wenn in diesem Kapitel über Geistheiler und deren Wirken am Beispiel Bruno Grönings als »Pars pro toto« so eingehend abgehandelt worden ist, so nicht, um die Verdienste und den Wert seriöser anderer Geistheiler – die in der Stille wirken – in irgendeiner Weise zu schmälern oder gar abzuwerten. Bruno Gröning bot sich einfach deswegen an, weil es keinen anderen Geistheiler in unserer Zeit gegeben hat, der von den Medien in allen Schattierungen von Schwarz bis Weiß, von Weiß bis Schwarz, landauf landab, derart in das Interesse der breiten Öffentlichkeit gerückt worden ist.

Der ungelöste Konflikt, der Bruno Gröning als Ursache seines Lungenkrebses das Leben kostete, ist in Deutschland seit der Entscheidung des Bundesverfassungsgerichtes vom 02.03.2004 nicht mehr möglich. Das Gericht erkannte laut seiner Urteilsgründe weise: **Geistig-spirituelles Heilen ist keine zugelassenen Ärzten und Heilpraktikern vorbehaltene medizinische Behandlung ,sondern der Seelsorge oder der Religionsausübung zuzuordnen mit dem Ziel der Aktivierung der Selbstheilungskräfte.** Deshalb ist es jetzt im Zuge der notwendigen Revolution, im beginnenden, vom Geistigen bestimmten Zeitalter geboten, die geistigen Heilweisen auch in das Gesundheitswesen zu integrieren.

1995 gründete Dr. Harald Wiesendanger, studierter Psychologe, Soziologe und Philosoph den »Dachverband Geistiges Heilen (DGH)« , in dem deutsche Geistheiler organisiert sind. Größtes Verbandsmitglied ist der »Bruder-Gröning-Freundeskreis«. Schon damals hatte dieser Dachverband anläßlich einer Pressekonferenz mitgeteilt, daß in Deutschland mindestens pro Jahr 18 Milliarden DM eingespart werden könnten, wenn Geistheiler legal arbeiten und in das Gesundheitswesen konsequent einbezogen würden nach dem Vorbild europäischer Nachbarländer wie z. B. England. Der Informationsbroschüre des DGH »Für mehr Geist und Seele im Gesundheitswesen« ist z. B. zu entnehmen: »So deutet inzwischen ein Dutzend Umfragen unter 7.000 Patienten von 110 Heilern darauf hin, daß geistiges Heilen bei 60 % aller behandelten chronisch Kranken die Beschwerden erheblich lindert, in jedem 10. Fall sogar vollständig beseitigt und zu einer dauerhaften Heilung führt. Darüber hinaus belegen Statistiken aus mehreren britischen Arztpraxen und Kliniken, in denen Geistheiler mitarbeiten: Während ihres Einsatzes sank der Arzneimittelkonsum pro Patient um mehrere hundert Mark pro Jahr; sogleich ging die Anzahl der Arztbesuche um ein Viertel zurück.«

Ist in Italien seit 1996 Geistheilen verboten, weil – wie die Gerichte in den Begründungen ihrer Entscheidungen betonen – es Pflicht der Justiz sei, Menschen vor Scharlatanerie und Okkultismus zu schützen, so ist dort offenbar das Kind mit dem Bade ausgeschüttet worden, dürften z. B. Jesus und seine Jünger – lebten sie denn dort heute – Kranke nicht mehr heilen! Dies, obwohl Jesus zu Zeiten seines irdischen Wirkens Blinde und Lahme, Aussätzige und Besessene heilte, wie 41 Stellen in den Evangelien festgehalten haben. Was die katholische Kirche vom geistigen Heilen hält, ergibt sich unschwer aus der Tatsache, daß der Vatikan 1991 dem Erzbischof von Sambia, Emmanuel Milingo, strikt untersagte, in Rom und anderen Städten öffentliche »Heilungsmessen« abzuhalten. Ihm half seine Erklärung nichts: »Ich lege die Hände auf und bete, alles andere ist Gottes Verdienst.« Schlußfolgert Dr. Harald Wiesendanger in seinem Buch »Das große Buch vom geistigen Heilen«: »Wäre Jesus Christus heute unter uns – auch er könnte schwerlich mit kirchlichem Segen rechnen, wenn Er sich Kranker ebenso annähme wie einst. Der päpstliche Bannstrahl, der Emmanuel Milingo ereilte, träfe auch ihn.« Frau Professor Adelgunde Mertensacker, Vorsitzende der Partei »Christliche Mitte«, engagierte und verdienstvolle Vertreterin katholisch-christlicher Lehre, urteilt daher auch in ihrem Buch »Irrwege des Glücks«: »Heilerfolge von Geistheilern lassen sich als Placebo-Effekt, Betrug, Autosuggestion oder dämonisch bewirkt erklären!« Indessen wird niemand feststellen können, daß alle Geistheiler ungläubige Atheisten oder gar dämonisch besetzten Geistes sind. Ganz und gar das Gegenteil ist der Fall. Die meisten in Europa praktizierenden Geistheiler sind äußerst fromme Christen!

Dr. Wiesendangers allumfassendes, empfehlenswertes, vorgenanntes Buch enthält eine kompetente Darstellung der vielfältigen Methoden des geistigen Heilens körperlicher und psychischer Leiden. Aufgrund medizinisch überprüfter Heilergebnisse und zahlreicher authentischer Patientenberichte werden Erfolgsaussichten und Risiken, Empfehlungen und Warnungen sorgfältig gegeneinander abgewogen. Als Psychologe und Experte für die Erforschung des geistigen Heilens weiß der Autor, welche Fragen den Heilungssuchenden am meisten interessieren und mit welchen Einwänden die Schulmedizin dem geistigen Heilen begegnet. Er erweist sich in diesem Kompendium als ebenso vertrauenswürdiger wie praxisbezogener Ratgeber auf dem Weg zu alternativen Heilweisen und zu den hervorragenden Heilern, deren Wirken er schildert.

Das Handauflegen ist wohl die meist praktizierte Heilweise von Geistheilern und auch die bei weitem wissenschaftlich am besten untersuchte. Praktiziert wurde sie bereits in grauer Vorzeit. Welche Eltern legen nicht instinktiv auch heute noch ihre Hand – auch streichelnd – auf schmerzende Stellen des Körpers ihrer erkrankten oder verunfallten Kinder? Der unbestrittene Nestor der Ärzte der westlichen Welt, der griechische Arzt Hippokrates (ca. 460–370 v. Chr.), trat für das Handauflegen aus eigener therapeutischer Erfahrung ein. »Es war, als wohne meinen Händen eine geheimnisvolle Heilkraft inne.« Jesus von Nazareth heilte überwiegend durch Handauflegen. In der frühchristlichen Kirche dominierte diese Form der Krankenpflege bis ins 8. Jahrhundert. Danach trat die Verehrung von Reliquien, Heiligen und Märtyrern in der Vordergrund. Mit Besorgnis, Mißtrauen und Gleichgültigkeit begegnete die Kirche heiligen Persönlichkeiten, die auf diese von Jesus Christus vorgelebte und von seinen Nachfolgern erbetene Weise heilten, wie z.B. im 12. Jahrhundert Franz von Assisi, im 14. Jahrhundert Katharina von Siena oder im 16. Jahrhundert Franz Xaver. Heilende Hände waren im frühen Mittelalter bis weit in das 19. Jahrhundert hinein eher als Hexerei verpönt. Über ein Jahrtausend lang befanden sich Personen, die durch Handauflegen heilten, in Lebensgefahr, verdächtigt, mit dämonischen Kräften im Bunde zu stehen. Die bis 1971 ursprünglich als Krankenschwester tätige Dolores Krieger entwickelte die Schule des Therapeutic Touch (TT, »Therapeutische Berührung«, auch als »Heilende Berührung« bekannt). Deren Grundlagen stellte sie 1979 in einem vielbeachteten Buch gleichen Titels vor. Als außerordentliche Professorin der Universität von New York unterwies sie über 30.000 Krankenschwestern in diesem Energietransfer. In mehreren US-Bundesstaaten gehört TT bereits formell zur Ausbildung angehender Krankenschwestern. Weltweit ist TT inzwischen in über 40 Ländern verbreitet. Auf diese Heilungsweise war Dolores Krieger gekommen, als sie gelesen hatte, daß der ungarische Heiler Oskar Estebany durch bloßes Handauflegen Tiere und Pflanzen verblüffend positiv beeinflußt hatte. Pflanzen, die mit Wasser begossen wurden, das der Heiler zuvor in bloßen Händen gehalten hatte, produzierten erheblich mehr Chlorophyll. Leiter dieser Versuche war der Biochemiker Dr. Bernard Grad. Dem Chlorophyll der Pflanze ist Hämoglobin verwandt, jenes Atmungspigment, das den roten Blutkörperchen ihre Farbe gibt. Dieser Blutfarbstoff nimmt in den Atmungsorganen Sauerstoff auf, transportiert ihn im Körpergewebe dorthin, wo er verbraucht wird. Zugleich sorgt er über die Atmung für den Rücktransport des Kohlendioxids. In Versuchsreihen wurde festgestellt, daß der Hämoglobinspiegel bei Menschen anstieg, denen er eine Viertelstunde lang die Hände aufgelegt hatte. Die TT-Anwender stellten fest, daß sie mit dieser Heilmethode auch ein tiefes Gefühl von Entspannung bei ihren Patienten erreichten und eine Linderung von Ängsten und Schmerzen. **Das Handauflegen gehört daher zu den Naturgesetzen, die Eltern bereits instinktiv bei ihren Kindern, wie vorstehend erwähnt, praktizieren, wenn diese über durch Krankheiten oder Verletzungen verursachte Schmerzen klagen.** Indessen ernten Geistheiler mit ihrer Behauptung, Energieströme in Kranken anzuregen oder sie auf diese zu übertragen, bei orthodoxen Medizinern immer noch Ablehnung und Unverständnis, da im materialistischen System der Schulmedizin für geistige Heilweisen keinerlei Raum besteht.

Zu den Methoden der Geistheilung gehört auch die Fernheilung. Daß es sich hier nicht um Placebo-Einflüße handelt, ergibt sich schon daraus, daß mit Hilfe der Fernheilung nicht nur Menschen, sondern auch Pflanzen und Tieren geholfen wurde sowie menschlichen Patienten, die nichts davon wußten, daß ein Fernheiler sich um sie bemühte.

Daß Pflanzen, für die ein Geistheiler Fernheilung betrieb, schneller wuchsen, stellte der amerikanische Biochemiker Dr. Robert Miller 1972 in einer Versuchsreihe am Physikalischen Institut des Agnes Scott College in Atlanta fest. Die Pflanzen waren statt 0,15 jetzt 1,3 mm pro Stunde in die Höhe gewachsen, als die berühmte Gesundbeterin Olga Worrall sich vom 950 km entfernten Baltimore darauf konzentriert hatte. Was an Pflanzen mit Erfolg erprobt wurde, stellte sich gleichermaßen bei Tieren heraus. All dies läßt sich nachlesen in dem Buch Dr. Harald Wiesendangers. So liest man auch in seinem Buch »Das große Buch vom geistigen Heilen«, S. 56/57 u.a.: »Auf Tierbehandlungen auf Distanz hat sich der Schweizer Heiler Otto Lüthi aus Oberbipp spezialisiert: Auf seiner Visitenkarte wirbt er für ›Erfolgreiche Fernbehandlungen für alle Lebewesen in Haus und Hof, in Voliere, Aquarien, Tierpark, Manege und viele Landwirte, Züchter und Haustierbesitzer in der näheren Umgebung erlebten schon, daß Lüthi nicht zu viel verspricht‹.« Als Erklärung all dessen bietet sich an, daß der geistige Heiler seinen Kranken einen Energiestrom zuleitet, den er aus dem Kosmos aufgenommen hat und transformiert. So teilt auch Verona Gerasch in ihrem Artikel »Wie heilt der Geist«, abgedruckt in Ausgabe 1 von Mai 2007 des Magazins »Krebs als Chance« ihren Lesern u.a. mit: »›Geistheiler‹ heilen also mit dem Geiste, mit der Kraft der Liebe, der All-Liebe Gottes, der universellen Energie des Universums, mit der heilenden Kraft der Mutter Erde, mit der liebevollen Unterstützung der Engel, mit der weisen Hilfe der Ahnen. So verschieden die Methoden im Einzelnen auch sein mögen, ihre Rolle im Heilungsprozeß beschreiben Heilerin und Heiler recht ähnlich: Sie sehen sich als Kanal für göttliche Energien, als Vermittler und Verbindungsstück zwischen Gott/der Quelle und dem Hilfesuchenden als Werkzeug ... HeilerInnen verbinden sich mental (geistig, in Gedanken) mit der Quelle (mit dem Göttlichen), leiten Energien und lassen sie in den Körper bzw. in das Energiefeld des Kranken fließen.

Die positiven Erfahrungen der Geistheilung durch Handauflegen und Fernheilung erstrecken sich über den gesamten Erdball, sind Legion. Dem steht nicht entgegen, daß gerade auf diesem Gebiet auch dreist gelogen, betrogen und skrupellos abkassiert wird. Nach Dr. Harald Wiesendanger spricht für geistiges Heilen: »**Die große Mehrheit der Behandelten äußert sich zufrieden. Sie berichtet von einem Nachlassen oder gar Verschwinden ihrer Beschwerden, selbst bei langjährigen chronischen Leiden, die zahlreiche Ärzte zuvor erfolglos behandelt hatten, und**

einer deutlichen Verbesserung des Allgemeinbefindens. Dieser Effekt ist keineswegs bloß vorübergehend – oft hält er monate-, manchmal sogar jahrelang, ja bis ans Lebensende an.«

Desungeachtet hegt die in Wahrheit längst überholte und in die Irre gegangene moderne orthodoxe Medizin, deren Ursprung der atheistische Materialismus ist, immer noch Ablehnung und Unverständnis für die Geistheilung.

Indessen: Zwei Drittel aller Deutschen würden sich einem Geistheiler anvertrauen, falls sie schwer erkranken und die Schulmedizin versagt.

Dr. Wiesendanger empfiehlt in einer seiner Schriften die seiner Meinung nach 160 besten Geistheiler.

IX

Resümee und Aussichten

Das Gesundheitswesen von heute hat sich als unfähig erwiesen, die Bevölkerung gesund zu erhalten. Statt dessen hat es sich in sein Gegenteil pervertiert. Es ist zur Todes- und Krankheitsursache Nr. 1 geworden! Das kann nicht deutlich genug klargestellt und immer neu wiederholt werden, bis es auch der letzte Ignorant begriffen hat und bereit ist, daraus die notwendigen Konsequenzen zu ziehen.

Das Gesundheitswesen von heute hat sich als unfähig erwiesen, die die Bevölkerung durchseuchenden chronisch-degenerativen Krankheiten – das sind fast alle – durch Beseitigung ihrer Ursachen zu heilen. Statt dessen beschränkt es sich darauf, diese für unheilbar zu erklären und lediglich deren Symptome kostenträchtig, langwierig und nebenwirkungsreich zu »behandeln«

Das Gesundheitswesen von heute hat sich als unfähig erwiesen, personell wie finanziell mit angemessenem Aufwand auszukommen. Statt dessen hat es sich personell wie finanziell ins Unerträgliche gesteigert und aufgebläht, wächst immer weiter und verschlingt finanzielle Mittel in astronomischer Höhe. Allein in Deutschland gehen seine jährlichen Kosten auf derzeit 300 Milliarden Euro zu. Bezeichnend dafür ist z. B. auch, daß sich das Universitätsklinikum in Kiel zum größten Arbeitgeber in Schleswig-Holstein entwickelt hat (KN v. 21.09.2007).

Nach all dem gehört das derzeitige lebensgefährliche und nicht mehr finanzierbare Gesundheitswesen abgeschafft. Es hat seine Aufgabe auf entscheidenden Feldern in jeder Weise total verfehlt. Dahin ist es gekommen, weil die an den Universitäten etablierte medizinische Wissenschaft – eine Naturwissenschaft, die durch Beobachtung und Erforschung der Natur die dort obwaltenden Gesetze und damit die Wahrheit zu entdecken hat – unfähig geblieben ist, die Ursachen der chronisch-degenerativen Krankheiten zu erkennen und damit auch die Mittel, wie sie zu beseitigen sind. Ihre auf dem eingeschlagenen Irrweg verblendeten Vertreter haben die Fähigkeit eingebüßt, auf diesem Gebiet die Wahrheit zu erkennen, zu forschen und zu lehren, auch wenn sie ihnen – wie in diesem Buch dokumentiert – wieder einmal in verständlichen Worten und nachzuvollziehender Weise dargelegt worden ist. Schuld daran ist die Tatsache, daß die medizinische Wissenschaft auf einer atheistischen, materiellen Weltanschauung ruht, die keinen vollkommenen Gott und damit auch nicht die Vollkommenheit seiner Schöpfung kennt, die darauf deswegen auch nicht furchtlos vertrauen kann, sondern von Angst und Furcht beherrscht versucht, mit den vom menschlichen Geist ersonnenen materiellen toten Mitteln von Pharmazie (Giften: nämlich Tabletten, Spritzen und Infusionen), Stahl (Schneiden) und Strahl (Verbrennen) die Symptome der Krankheiten wie einen bösen Feind zu »bekämpfen«. Indessen hat es sich unübersehbar erwiesen, daß es nicht möglich ist, Gottes vollkommener Schöpfung auf diese Weise »Nachhilfeunterricht« zu erteilen oder deren vermeintliche Fehler oder Mängel mit diesen von menschlichen Gehirnen ersonnenen Mitteln zu beheben oder abzuschwächen.

Die unabänderlich und dringend notwendige Revolution im Gesundheitswesen ist nicht zu erwarten von all denen, die derzeit daran verdienen. Die Palette der daran auf diese Weise Beteiligten ist unübersehbar groß, ebenso wie der von ihnen zu erwartende Widerstand. Um den Leser nicht unnötig zu erschrecken, will ich es mir hier ersparen, sie alle nacheinander aufzuzählen und zu benennen. Damit könnte man ganze Buchseiten füllen. Aber jeder Leser wird das Ausmaß erahnen, möglicherweise auch erkennen können, wenn er bereit ist, darüber ernsthaft nachzudenken.

Indessen geht es nicht darum, Furcht und Schrecken zu verbreiten und dadurch Immobilität für den Fortschritt zu erzielen. Viel mehr geht es hier darum, dem Leser die Möglichkeit einzuräumen, die erlösende Wahrheit zu erkennen und danach zu handeln, will er für immer gesund bleiben oder – ist er krank – wieder gesund zu werden. Voraussetzung ist, daß der Leser bereit ist, der Vollkommenheit der Schöpfung Gottes fest zu vertrauen, die Wahrheit zu erkennen und ihren zwingenden Geboten kompromißlos zu entsprechen, sowohl im körperlichen als auch im seelisch-geistigen Bereich.

Dabei ist es unerläßlich, daß der Leser erkennt, daß er vergleichsweise einer Suchtkrankheit an der Nadel lieb gewordener, aber naturfremder Gewohnheiten hängt, glaubt, daß davon wesentliche Elemente seines Lebensglückes abhängen würden und es nicht unerheblicher Charakter- und Willensstärke bedarf, sich von all dem ein für alle Mal zu lösen und den Weg zu beschreiten, den die Schöpfung in Wahrheit für den Menschen vorgesehen hat. Diese ermöglicht es ihm, für immer gesund zu bleiben, und falls er erkrankt, aus eigener Kraft auf natürliche Weise die Ursache der Erkrankung zu beseitigen und wieder gesund zu werden.

Aufgerufen dazu, die notwendige Revolution im Ge-

sundheitswesen herbeizuführen, sind die gewaltigen Heerscharen von Kranken, die nebenwirkungsfrei und auf natürliche Weise wieder gesund werden und auf Dauer bleiben wollen. Ziel dieser Revolution muß es sein, daß die Menschen lebenslang gesund bleiben, gar nicht erst erkranken und werden sie krank, in der Lage sind, sich auf natürliche nebenwirkungsfreie Weise selbst wieder zu heilen.

Die vorliegende Schrift hat sich darauf beschränkt, die entscheidenden Merkmale sichtbar zu machen, die mit dieser Revolution angestrebt und verwirklicht werden müssen. Unberührt davon bleiben selbstverständlich die längst erkannten Wahrheiten, daß daneben für die Gesundheit des Menschen, frische, reine Luft, Bewegung, Licht und Sonne (zuletzt ausgezeichnet beschrieben von Thomas Klein in seinem Buch »Sonnenlicht – Das größte Gesundheitsgeheimnis«), ausreichender Schlaf sowie Harmonie zwischen Körper, Geist und Seele von entscheidender Bedeutung sind und bleiben. Daneben ist es jedermann selbst überlassen, für sich selbst zu erproben, welche weiteren Mittel ihm nützlich sind, ob z. B. die Anreize von kaltem und warmem Wasser, Meditation oder Musik und ihre Harmonie oder Stille.

Die Zeit für diese Revolution ist auch deswegen gekommen, weil die Menschheit vom materiellen Fische-Zeitalter mit all seinen Grausamkeiten in das sog. Wassermann-Zeitalter überwechselt, ein Zeitalter, das vom Ausgießen des Geistes geprägt ist, der die Materie beherrscht, es den Menschen ermöglicht, in höhere Schwingungen des Bewußtseins zu gelangen und damit in höhere Schichten des Bewußtseins einzutreten. Hat Benjamin Franklin, US-amerikanischer Politiker, Schriftsteller und Naturforscher (1706–1790) und auch Repräsentant des amerikanischen Wirklichkeitssinns zu recht erkannt, daß nur 2 % der Weltbevölkerung fähig ist, selbständig zu denken und danach zu handeln, dann wird der Inhalt dieser Schrift auch etwa nur bei 2 % der Leser auf fruchtbaren Boden fallen. Diese sind dann aber aufgerufen, für die weitere Verbreitung dieser Wahrheiten zu sorgen. Denn wie Benjamin Franklin ebenfalls zu recht erkannte: »Wenn du nicht mehr bereit bist, dich zu ändern, dann bist du bereits am Ende!«

Mag sein, daß der Menschheit aufgrund ihres bisherigen Fehlverhaltens weltweite Kataklysmen und damit eine wesentliche Veränderung der Erde noch bevorstehen. Indessen sollte auch in einem derartigen Fall niemand den Glauben daran verlieren, daß in Zukunft ein friedliches »Goldenes Zeitalter« auf Erden möglich und ebenfalls vielfach prophezeit worden ist, in dem die derzeit weitgehend verschmutzte und vergiftete Gesellschaft und Umwelt die für sie vorgesehene Reinheit wiedererlangt.

So sah es jedenfalls Johannes von Jerusalem, (ca. 1042-1091) der »Tapfere unter den Tapferen«, der »Heilige unter den Heiligen«, der für das Ende des 3. Jahrtausends – nachdem der Mensch in jeder Beziehung niedrigste Verhaltensweisen durchschritten hat – prophezeite:

Die Erde wird wie ein Garten sein
Der Mensch wird auf alles achten, was lebt
Er wird reinigen, was er beschmutzt hat ...
Man wird alles über die Welt und seinen Körper wissen
Krankheiten werden geheilt werden bevor sie auftreten
Jeder wird sein eigener Heiler und der anderer sein

Dieser paradiesische Zustand fällt nicht vom Himmel. Er muß Jahr für Jahr, Jahrzehnt für Jahrzehnt, Jahrhundert für

Jahrhundert angestrebt und verwirklicht werden. Die notwendige Revolution im Gesundheitswesen ist auf diesem Weg ein wichtiger Schritt.

Jedermann indessen wird schon heute oder aber erst in ferner Zukunft selbst bestimmen und entscheiden können, ob für ihn gelten kann:

Vorbei für immer:

Adipositas, Aids, Akne, Alkoholismus, Allergien, Alzheimer, Angina pectoris, Antriebsschwäche, Arteriosklerose, Arthritis, Arthrose, Asthma, Ausschlag, Blasenbeschwerden, Bluthochdruck, Bronchitis, Diabetes mellitus Typ II und Typ I, Durchblutungsstörungen, Darmerkrankungen, Depressionen, Ekzeme, Epilepsie, Erkältung, Furunkel, Gallenerkrankungen, Gefräßigkeit, Gehirnschlag, Gehirnverkalkung, Geisteskrankheiten, Gelenkbeschwerden, Geschwüre, Gicht, Gleichgewichtsstörungen, Grauer und Grüner Star, Haarausfall, Hautkrankheiten, Hämorrhoiden, Herpes, Herz-Kreislauferkrankungen, Immunschwäche, Infektionen, Ischias, Katarrh, Kindsmißbildung, Körpergeruch, Krebs, Lähmungen, Lebererkrankungen, Lernschwäche, Lungenentzündung, Lupus vulgaris, Magen- und Darmerkrankungen, Migräne, Multiple Sklerose, Muskelschwäche, Nebenhöhlenerkrankung, Nervenschwäche, Nervosität, Neuritis, Neurodermitis, Nieren- und Harnwegserkrankungen, Nierensteine, Ödeme, offene Beine, Ohrensausen, Ohrengeräusche, Parkinson, Phobien, Prostataleiden, Psoriasis, psychische Erkrankungen, Rheuma, Schilddrüsenerkrankungen, Schlafstörungen, Schlaganfall, Schnupfen, Schuppenflechte, Schwindel, Steifheit, Stoffwechselkrankheiten, Stuhlverstopfung, Suchtkrankheiten, Syphilis, Toxämie, Tuberkulose, Übersäuerung, Unfruchtbarkeit, Verdauungsstörungen, Vergeßlichkeit, Verkalkung, Verschlackung, Versteifung, Würmer, Zystitis.

Diese Aufzählung erhebt keinerlei Anspruch auf Vollständigkeit. Das »**Vorbei für immer**« **gilt im übrigen für alle chronisch-degenerativen Krankheiten, also alle Krankheiten, die durch nicht naturgerechte Ernährung des Körpers, der Seele und des Geistes sowie deren Behandlung, Erhaltung und Pflege entstanden sind.**

X

Zur Person des Autors

Dr. jur. Georg Meinecke, geboren am 31.01.1926 in Arnsberg/Westfalen, verbrachte seit 1957 sein Berufsleben als Rechtsanwalt in Köln. Er hatte zuvor die Kieler Gelehrtenschule und als angehender Jagdflieger und Offizier der Luftwaffe die Luftkriegsschule I in Dresden besucht. Nach dem Krieg in russische Gefangenschaft geraten, an deren Entbehrungen er beinahe gestorben wäre, hat er sein Abitur mit anderen Kriegsteilnehmern auf dem Schloß in Plön nachgeholt und danach Rechts- und Staatswissenschaften in Göttingen studiert. Seine Referendarzeit verbrachte er in Schleswig-Holstein. Nach dem Assessorexamen beim Oberlandesgericht in Hamburg war er als Anwaltsassessor in Lübeck tätig. Sein Erfolg als Rechtsanwalt in Köln und sein Einsatz für die Grund- und Menschenrechte führten u. a. dazu, daß er mit von ihm geführten Prozessen Mitte der siebziger Jahre zum Vorbild der von 11 Millionen Menschen gesehenen und danach wiederholt von anderen Sendern ausgestrahlten 39teiligen ZDF-Fernsehserie »Der Anwalt« avancierte.

Danach spezialisierte er sich auf die Beratung und Vertretung behandlungsfehlergeschädigter Patienten oder deren Hinterbliebene, war in Tausenden derartiger Mandate gegen Ärzte und Krankenhäuser tätig, erwarb sich den Ruf seit Jahrzehnten einer der bekanntesten Patientenanwälte der Republik zu sein, wurde auf diesem Gebiet bundesweit als erste Adresse empfohlen und half durch ihn erstrittene Grundsatzurteile das einst kaum ausgeformte Arzthaftungsrecht zu strukturieren. Nachdem er mit seinen Söhnen Markus und Boris seine Praxis in die Anwaltssozietät Meinecke & Meinecke in Köln umgewandelt hatte, die sich mit ihren »Fachanwälten für Medizinrecht« bundesweit fast ausschließlich auf diesem Gebiet betätigt, befaßte er sich mit den Fragen der Erhaltung oder wiederzugewinnenden Gesundheit durch Ermittlung der von der Schulmedizin nicht gesehenen Krankheitsursachen. Darüber verfaßte er zunächst sein Buch »Der Königsweg zu Gesundheit und hohem Alter«. Dies auch auf dem Hintergrund, daß er selbst inzwischen seit 50 Jahren keinen Arzt – den Zahnarzt ausgenommen – und keine Krankenkasse krankheitshalber in Anspruch nehmen mußte, stets gesund und arbeitsfähig war.

Die von ihm weiterhin gewonnenen Erkenntnisse und sein Wunsch, seinen kranken Mitmenschen durchgreifend und wirksam helfen zu wollen, initiierten und inspirierten ihn auch zu dem vorliegenden Buch in einer Zeit, in welcher es angesichts der offensichtlichen Katastrophe in unserem Gesundheitswesen an den erforderlichen notwendigen Visionen zu dessen grundlegender Änderung und an der Fähigkeit fehlt, die Wahrheit zu erkennen und der Zivilcourage, das als wahr Erkannte – ohne Rücksicht auf die jeweilige auf diesem Gebiet geltende Political Correctness – zu äußern und in die Wirklichkeit umzusetzen.

Quellen

I

Kurt G. Blüchel, »Heilen verboten – Töten erlaubt«

Georg Meinecke, »Der Königsweg zu Gesundheit und hohem Alter«

Hans Halter, »Vorsicht Arzt!«, Deutsches Ärzteblatt vom 20.09.2002, S. 2464, WamS 07.09.2003, WamS 19.08.2001

Dr. med. Robert S. Mendelsohn, «Trau keinem Doktor«

II

Siegfried W. Pagel, »Gesünder durch Sonnenkost«

Dr. E. Bordeaux-Székely, »Das Friedensevangelium der Essener«

Helmut Wandmaker, »Willst Du gesund sein? Vergiß den Kochtopf!«

Franz Konz, »Der große Gesundheits-Konz«

Georg Meinecke, »Der Königsweg zu Gesundheit und hohem Alter«

III

Torsten Engelbrecht und Dr. Claus Köhnlein, »Virus-Wahn«

Edmund Semler, »Rohkost: Historische, therapeutische und theoretische Aspekte«

Georg Meinecke, »Der Königsweg zu Gesundheit und hohem Alter«

IV

Dr. Max Gerson, »Ernährungstherapie bei Lungentuberkulose«

Dr. Max Gerson, »Eine Krebstherapie – 50 geheilte Fälle«

Dr. Karl Suter, »Länger leben ohne zu altern«

Prof. Werner Kollath, »Die Ordnung unserer Nahrung«

Howard D. Straus, »Dr. Max Gerson – Eine Biographie«

Georg Meinecke, »Der Königsweg zu Gesundheit und hohem Alter«

Charlotte Gerson Beata Bishop, »HEALING the Gerson Way – Defeating Cancer and Other Chronic Diseases«

V

Georg Meinecke, »In memoriam Dr. Max Gerson – ein Arzt, der »unheilbare« Krankheiten bis hin zum Krebs besiegte«, in: »Wandmaker aktuell« Heft 12, Nov. / Dez. 2001

Georg Meinecke, Teil II dieses Artikels unter derselben Überschrift mit dem Zusatz: »Krebs ist heilbar«, in: »Wandmaker aktuell«, Heft 14, März / Apr. 2002

Georg Meinecke, Teil III dieses Artikels unter der selben Überschrift in »Wandmaker aktuell«, Heft 15, Mai / Juni 2002

Bärbel Meinecke, »Charlotte Gerson in Frankfurts Johann-Wolfgang-Goethe-Universität«, in: «Wandmaker aktuell«, Heft 17, Sept. / Okt. 2002

VI

Christian Opitz, »Unbegrenzte Lebenskraft durch Tachyonen«

Ralph Waldo Trine, »In Harmonie mit dem Unendlichen«

VII

Bibel, Neues Testament

Felix Riemkasten, «Heilung durch den Geist – Nicht Wunder, sondern Gesetzmäßigkeit«

Nobuo Shioya, »Der Jungbrunnen des Dr. Shioya«

Christian Opitz: »Unbegrenzte Lebenskraft durch Tachyonen«

Claude Bristol, »Die Macht des Glaubens«, Journal of Religion and Health 1964

Masaharu Taniguchi, »Die geistige Heilkraft in uns«

Heiko Ernst: »Kräfte der Selbstheilung«

Andrew Weil: »Spontane Heilung«

Alexis Carrel, »Der Mensch – Das unbekannte Wesen«

Barbara Tuchmann, »Die Torheit der Regierenden«

VIII

K.O. Schmidt, »So heilt der Geist«

Dr. Kurt Trampler, »Die große Umkehr«

Thomas Busse, »Die Lehre Bruno Grönings«

Adelgunde Mertensacker, »Irrwege des Glücks«

Grete Häusler, »Vorwort zu Harald Wiesendangers: Bruno Gröning, Ein Ausweg für Kranke?«

Dr. Harald Wiesendanger, »Das große Buch vom geistigen Heilen«

Harry Edwards, »Praxis der Geistheilung«

Verona Gerasch, »Wie heilt der Geist?«, in: Magazin »Krebs als Chance«, Ausgabe 1, Mai 2001

IX

Thomas Klein, »Sonnenlicht – Das größte Gesundheitsgeheimnis«

Johannes von Jerusalem, »Das Buch der Prophezeiungen«

X

John Pritchard, »Handbuch Deutscher Anwaltskanzleien«

Schmidt Römhild Deutschlands ältestes Verlags- und Druckhaus – seit 1579 Lübeck, »Wer ist Wer? Das deutsche Who's who?«

Bei „**Keimling-Naturkost**" – vielleicht Europas größtem Versandhaus für Roh- und Naturkost – finden Sie neben einem umfangreichen Sortiment an Trockenfrüchten, Nüssen und rohköstlichen Lebensmitteln von ausgezeichneter Qualität auch viele Geräte, die eine schonende Zubereitung von Säften und anderen Mitteln zum Leben ermöglichen. Kostenlose Kataloganforderung bei

Keimling-Naturkost GmbH
Zum Fruchthof 7 a, D-21614 Buxtehude
Tel.: (+49)(0)416151160, Fax: (+49)(0)4161511616

Website: www.keimling.de
e-mail: naturkost@keimling.de

Dem „**Gesundheitseck-Kaufmann**" bestätigen viele zufriedene Kunden in seinem täglichen Bestreben mit den in einer Infomappe und im Internet angebotenen Artikeln, Hilfe und alternative Möglichkeiten zum Thema Gesundheit aufzuzeigen und Erfahrungen weiterzugeben.

Gesundheitseck-Kaufmann
Trakehnerstraße 3, D-33378 Rheda-Wiedenbrück
Tel. und Fax: (+49)(0)5242-42347, Fax: 01212-02-36802

Website: www.gesundheitseck.net
e-mail: gesundheitseck@gmx.net
e-mail: info@gesundheitseck.net